Sykepleier

på

Alzheimers avdeling

Den komplette guiden

Nora NILSEN

Innholdsfortegnelse

Kapittel 1: Introduksjon til Alzheimers sykdom — 15

Definisjon og kjennetegn ved sykdommen — 16

Historie og oppdagelser — 17

Epidemiologi og prevalens — 18

Progresjon og stadier av sykdommen — 20

Kapittel 2: Alzheimer-enheten: en verden for seg selv — 23

Alzheimers-enhetens egenart — 24

De spesielle utfordringene ved pleie og omsorg på Alzheimers avdelinger — 25

Betydningen av et egnet miljø — 27

Kapittel 3: Sykepleierens grunnleggende rolle — 31

Et kall med fokus på mennesker — 32

Kommunikasjonsteknikker for Alzheimer-pasienter — 33

Spesifikk pleie og rutinemessige prosedyrer — 35

Kapittel 4: Tverrfaglig samarbeid — 39

Samarbeid med et mangfoldig medisinsk team	40
Betydningen av samarbeid for helhetlig behandling	42
Nøkkelaktører: psykologer, fysioterapeuter, ergoterapeuter osv.	43
Kapittel 5: Terapeutisk tilnærming: mer enn legemidler	**47**
Ikke-farmakologiske behandlinger og deres effektivitet	48
Musikkterapi, kunstterapi og andre innovative tilnærminger	50
Kognitiv stimulering: spill, aktiviteter og teknikker	52
Kapittel 6: Håndtering av atferdssymptomer	**55**
Forståelse av atferdsmessige manifestasjoner	56
Teknikker for kriseintervensjon og -håndtering	58
Utløsende faktorer og forebygging av trassig atferd	60
Kapittel 7: Forholdet til familien	**63**
Støtte til pårørende: en viktig oppgave	64
Opplæring av familier og bevisstgjøring	65
Håndtering av familiens forventninger og følelser	67

Kapittel 8: Å ta vare på deg selv som sykepleier	69
Gjenkjenne og håndtere utbrenthet	70
Betydningen av veiledning og kollegastøtte	71
Avspenningsteknikker og stressmestring	72
Kapittel 9: Casestudier: historier fra virkeligheten på Alzheimer-enheter	75
Motstandsdyktighet i møte med sykdomsprogresjon	76
Navigere i kommunikasjonens kompleksitet	77
Kjærlighet og medfølelse i hjertet av omsorgen	79
Kapittel 10: Etiske og juridiske aspekter	83
Alzheimerpasienters rettigheter	84
Medisinsk beslutningstaking og informert samtykke	86
Håndtering av tilfeller av misbruk og uaktsomhet	87
Kapittel 11: Ernæring og matomsorg	91
Ernæringsmessige utfordringer for Alzheimer-pasienter	92
Teknikker for å oppmuntre til å spise og drikke	94
Behandling av svelgeforstyrrelser og aspirasjoner	96

Kapittel 12: Mobilisering og forebygging av fall 99

Forstå risikoen for fall hos pasienter med Alzheimers sykdom 100

Hensiktsmessige mobiliseringsteknikker 101

Sikkerhetsfunksjoner og utstyr 103

Kapittel 13: Døden og palliativ behandling 107

En sensitiv tilnærming til livets sluttfase 108

Palliativ behandling spesifikt for Alzheimers-pasienter 109

Støtte til familier i sorgsituasjoner 111

Kapittel 14: Teknologiske verktøy i Alzheimer-enheter 115

Bruk av teknologi for å forbedre omsorgen 116

Overvåkings- og sikkerhetsverktøy 117

Teknologi som et middel til kommunikasjon og engasjement 119

Kapittel 15: Forskning og dens innvirkning på sykepleiepraksis 121

Aktuelle fremskritt innen Alzheimers-forskning 122

Hvordan forskning påvirker klinisk behandling 123

Bli involvert i klinisk forskning som sykepleier 125

Kapittel 16: Videreutdanning og spesialisering 129

Etterutdanningskurs for sykepleiere 130

Verdien av sertifisering innen geriatri og demens 131

Holde seg oppdatert på de nyeste praksisene og anbefalingene. 133

Kapittel 17: Farmakologi og Alzheimers sykdom 137

Vanlige legemidler og deres virkningsmekanisme 138

Håndtering av bivirkninger 139

Nye tilnærminger og eksperimentelle behandlinger 141

Kapittel 18: Åndelighet og omsorg 145

Betydningen av åndelighet for Alzheimerspasienter 146

Integrere åndelig omsorg i praksis 147

Respekt for tro og skikker 149

Kapittel 19: Kulturelt mangfold i Alzheimers avdelinger 153

Forståelse av den kulturelle påvirkningen på oppfatninger av sykdom 154

Tilpasning av pleie og omsorg til ulike kulturelle bakgrunner 155

Kommunisere effektivt på tvers av språkbarrierer	157
Kapittel 20: Alternative og komplementære behandlingsformer	161
Aromaterapi, akupressur og andre utradisjonelle behandlingsformer	162
Evaluering av effektivitet og begrensninger	163
Integrering i pleieplanen	165
Kapittel 21: Seksualitet hos Alzheimer-pasienter	167
Seksualitetens behov og utfordringer	168
Håndtering av upassende seksuell atferd	169
Opplæring og bevisstgjøring av helsepersonell	171
Kapittel 22: Terapeutiske aktiviteter og fritidsaktiviteter	173
Betydningen av sosialt engasjement og stimulering	174
Eksempler på aktiviteter som er tilpasset ulike stadier av sykdommen	175
Integrering av frivillige og familier	177
Kapittel 23: De økonomiske utfordringene ved Alzheimers pleie og	179
Kostnadene ved pleie og omsorg: et globalt perspektiv	180
Finansiering og medisinsk dekning	181

Den økonomiske verdien av spesialsykepleieren	183
Kapittel 24: Støttenettverk og tilgjengelige ressurser	187
Alzheimerforeninger og -organisasjoner	188
Faglige nettverk for sykepleiere	189
Etterutdanning og webinarer	191
Kapittel 25: Alzheimers enheters historie og utvikling	195
Opprettelsen av og behovet for spesialiserte enheter	196
Endringer i praksis og behandlingsformer	197
Alzheimer-enheter i ulike land og kulturer	199
Kapittel 26: Utforming og utforming av Alzheimer-enheter	201
Grunnleggende prinsipper for design for Alzheimers-pasienter	202
Betydningen av sikkerhet og overvåking	203
Innovasjon og fremtidige trender innen enhetsdesign	205
Kapittel 27: Teknologi og innovasjon	207
Teknologiske verktøy for vurdering og overvåking	208
Teknologier for å forbedre pasientenes livskvalitet	209

Begrensninger og utfordringer ved teknologisk integrasjon — 211

Kapittel 28: Nattens utfordringer på en Alzheimerenhet — 213

Særtrekk ved nattarbeid — 214

Håndtering av søvnforstyrrelser — 215

Protokoller og prosedyrer for nattskift — 217

Kapittel 29: Globale og integrerende tilnærminger — 219

Betydningen av en helhetlig tilnærming til omsorg — 220

Integrering av tradisjonelle og alternative praksiser — 221

Samarbeid med ikke-konvensjonelle behandlere — 223

Kapittel 30: Håndtering av smerter og ubehag — 225

Smertevurdering hos ikke-kommunikative pasienter — 226

Ikke-farmakologiske teknikker for smertebehandling — 227

Betydningen av å tolke ikke-verbale signaler — 229

Kapittel 31: Kulturens og mangfoldets innvirkning på pleie og omsorg — 231

Forståelse av kulturelle variasjoner i oppfatningen av sykdom — 232

Tilpasse omsorgen til etnisk og religiøst mangfold	233
Opplæring i mangfold og bevisstgjøring av omsorgspersoner	235

Kapittel 32: Forskning på forebygging av Alzheimers sykdom — 237

De siste funnene om risikofaktorer	238
Kosthold, livsstil og forebygging	239
Implikasjoner for sykepleiepraksis	241

Kapittel 33: Fremtidens omsorg og behandling — 243

Utsikter og håp for medisinsk forskning	244
Teknologiens rolle i fremtidens omsorg	245
Visjon om utviklingen av sykepleieyrket på Alzheimers avdelinger	247

Kapittel 34: Fremtidsutsikter for behandling av Alzheimers sykdom — 251

Medisinske og terapeutiske fremskritt	252
Utviklingen av sykepleierutdanningen innen geriatri	253
Forhåpninger, utfordringer og muligheter i horisonten	255

« Vi må ikke se på Alzheimers sykdom som en fordømmelse av det uunngåelige tapet av hukommelse og funksjon, men som en sykdom som kan forebygges og en dag kureres. »

Kapittel 1

INNLEDNING ALZHEIMERS SYKDOM

Definisjon og egenskaper sykdommen

Alzheimers sykdom, som av allmennheten ofte omtales som noe mystisk, er faktisk en nevrodegenerativ sykdom som slår rot dypt i hjernen. Det er den vanligste formen for demens og utgjør 60-80 % av tilfellene. Men hva kjennetegner egentlig denne sykdommen?

Kjernen i denne lidelsen er en gradvis svekkelse av pasientens kognitive funksjoner. Det begynner ofte med en enkel glemsel eller tidsforglemmelse, men hukommelsestapet kan raskt utvikle seg til en mer alvorlig glemsel som påvirker dagliglivet. Deretter arbeider sykdommen seg inn i mer komplekse evner som dømmekraft, tenkning og til slutt atferd, personlighet og motoriske funksjoner.

En reise gjennom hjernen til en person med Alzheimers sykdom avslører amyloide plakk og nevrofibrillære floker. Disse unormale strukturene hindrer kommunikasjonen mellom nevronene, noe som fører til at de dør og hjernen gradvis krymper. Disse fysiologiske forandringene er stille vitner til en indre storm som påvirker måten minner dannes, lagres og gjenkalles på.
Alzheimers sykdom er imidlertid ikke en integrert del av aldringsprosessen, selv om den er mer vanlig hos personer over 65 år. Det finnes også en sjeldnere, men like skadelig form, kjent som tidlig debuterende Alzheimers, som kan ramme personer helt ned i førtiårsalderen.

Symptomene og sykdomsforløpet kan variere fra person til person. For noen kan tilbakegangen være langsom og nesten umerkelig i årevis, mens den for andre kan være rask og ødeleggende. Dette spekteret av symptomer er en av grunnene til at tidlig diagnose er avgjørende. En tidlig diagnose kan ikke bare bidra til å sette inn mestringsstrategier, men også åpne døren for behandlinger som, selv om de ikke kurerer sykdommen, kan bremse sykdomsutviklingen.

Alzheimer er den dag i dag en medisinsk, sosial og menneskelig utfordring. Til tross for fremskritt i forskningen er de eksakte årsakene fortsatt et mysterium, og det samme gjelder jakten på en kur. Men én ting er sikkert: For å forstå denne sykdommen må vi først og fremst forstå kompleksiteten i menneskesinnet og det presserende behovet for å beskytte vår evne til å huske, tenke og føle.

Historie og oppdagelser

De historiske røttene til Alzheimers sykdom går tilbake til begynnelsen av 1900-tallet, selv om symptomene på demens var kjent lenge før det. Dette er historien om en oppdagelse, vitenskapelig samarbeid og den gradvise anerkjennelsen av en sykdom som i dag bærer navnet til en tysk nevrolog.
I 1901 møtte Dr. Alois Alzheimer en pasient ved navn Auguste Deter i Frankfurt. Hun var 51 år gammel og hadde mildt sagt spennende symptomer: dyptgående hukommelsestap, hallusinasjoner og språkforstyrrelser. Auguste beskrev tilstanden sin slik: "*Jeg har mistet meg selv*". Den raske utviklingen av symptomene førte til at hun døde bare fem år senere. Alzheimer ble fascinert av sitt eget tilfelle, og undersøkte hjernen sin post mortem, der han våget seg inn i dypet av hjernevevet.

Det han oppdaget, var revolusjonerende. Augustus' hjerne var full av plakk og floker - de samme amyloide plakk og nevrofibrillære floker som forskere i dag forbinder med sykdommen. I 1906 presenterte Alzheimer funnene sine på en konferanse i Tübingen, der han fremhevet disse hjerneabnormitetene og knyttet dem til demens.

Til tross for denne store oppdagelsen var det først på 1970-tallet at Alzheimers sykdom ble anerkjent som den viktigste årsaken til demens. Før dette ble demens ofte sett på som en uunngåelig konsekvens av aldring. Det var først i takt med at bevisene hopet seg opp, fremskrittene innen nevroavbildningsteknikker og den økende levealderen at skillet mellom normal aldring og Alzheimers sykdom ble tydelig.

I årenes løp har forskningsframskritt ført til en bedre forståelse av de underliggende biologiske mekanismene, genetiske og miljømessige risikofaktorer og sykdomsforløpet. Nye teorier har dukket opp, medikamenter har blitt utviklet, og forebyggingsstrategier har blitt utforsket.

I dag, mer enn hundre år etter at Alzheimers sykdom først ble beskrevet, står vi ved inngangen til en epoke med forskning og innovasjon uten sidestykke. Og selv om kampen mot denne sykdommen fortsatt er en stor utfordring, gir den utrettelige innsatsen til forskere, leger og pleiere håp om en fremtid der Alzheimers sykdom kan kontrolleres eller til og med utryddes.

Epidemiologi og prevalens

Epidemiologi, vitenskapen som studerer faktorer som påvirker helse og sykdom i befolkninger, gir oss et panoramabilde av omfanget og fordelingen av Alzheimers sykdom rundt om i verden. Utbredelsen av Alzheimers sykdom viser ikke bare hvilke konsekvenser sykdommen har for samfunnet i dag, men også hvilke utfordringer vi vil stå overfor i fremtiden.

Alzheimers sykdom rammer titalls millioner mennesker over hele verden. Faktisk regner man med at én person utvikler sykdommen hvert tredje sekund. Selv om Alzheimers sykdom er en universell sykdom som rammer mennesker fra alle regioner og med ulik etnisk bakgrunn, er det regionale variasjoner i forekomsten. Disse forskjellene kan forklares med genetiske, miljømessige, kulturelle og til og med sosioøkonomiske faktorer.

Økt levealder, særlig i industrilandene, er en av de viktigste årsakene til den økende forekomsten. Alder er fortsatt den viktigste risikofaktoren: Risikoen for å utvikle sykdommen dobles hvert femte år etter fylte 65 år. Dessuten vil det absolutte antallet tilfeller øke eksponentielt etter hvert som verdens eldre befolkning øker. Enkelte eksperter anslår at mer enn 130 millioner mennesker på verdensbasis kan være rammet av Alzheimers sykdom innen 2050.

Epidemien er ikke bare et fenomen i industrilandene. Også lav- og mellominntektsland, der ressursene og infrastrukturen for diagnostisering og behandling av demens ofte er begrenset, opplever en rask økning i antall tilfeller. I disse regionene er sykdommen dessverre ofte underdiagnostisert, noe som fører til ytterligere utfordringer når det gjelder omsorg og støtte.

Det er også en forskjell i forekomst mellom kjønnene. Kvinner rammes oftere av Alzheimers sykdom enn menn. Noen teorier går ut på at kvinner lever lenger, mens andre antyder at hormonelle eller genetiske forskjeller kan spille en rolle.

Epidemiologien til Alzheimers sykdom gjenspeiler derfor vårt samfunn i endring, utfordringene med en aldrende befolkning og det presserende behovet for innovative løsninger for å forebygge, behandle og håndtere sykdommen. I denne sammenhengen er det viktig å forstå tallene og trendene, ikke bare for forskere og helsepersonell, men også for beslutningstakere, lokalsamfunn og familier over hele verden.

Progresjon og stadier av sykdommen

Alzheimers sykdom kommer snikende og utvikler seg gradvis, noe som gjør at hver fase av sykdommen byr på sine egne utfordringer, symptomer og omsorgsbehov. Å forstå sykdomsstadiene er avgjørende for å kunne tilpasse omsorgen, forutse fremtidige behov og gi best mulig støtte til pasienter og pårørende gjennom hele sykdomsforløpet.

1. Preklinisk stadium (asymptomatisk)
Allerede før de første symptomene viser seg, skjer det biologiske endringer i hjernen. Takket være utviklingen av hjerneavbildningsteknologi og blodprøver er det nå mulig å oppdage disse tidlige tegnene, for eksempel opphopning av amyloide plakk. Selv om personen kanskje ennå ikke har kognitive problemer, kan det å identifisere dette tidlige stadiet åpne døren for forebyggende tiltak eller deltakelse i kliniske studier.

2. Mild kognitiv svikt (MCI)
På dette stadiet blir symptomene merkbare, men de er fortsatt relativt små. Personen kan oppleve sporadisk hukommelsestap, glemme ord eller ha problemer med å utføre visse oppgaver som tidligere var rutine. Disse symptomene er imidlertid ikke alvorlige nok til å forstyrre de daglige aktivitetene og blir ikke alltid oppfattet som tegn på at Alzheimers sykdom er i ferd med å utvikle seg.

3. Mild Alzheimers sykdom (første stadium)
Problemene blir tydeligere og begynner å påvirke dagliglivet. Glemsomheten øker, og personen kan gå seg vill, få problemer med å håndtere økonomi eller følge med i en samtale. Det kan også oppstå personlighetsforandringer, som sosial tilbaketrekning eller irritabilitet.

4. Moderat Alzheimers sykdom (mellomstadium)
Dette er den lengste og ofte vanskeligste fasen. De kognitive evnene fortsetter å svekkes. Personen kan glemme viktige hendelser i livet, forvirre familiemedlemmer

eller trenge hjelp til dagligdagse aktiviteter som påkledning og bading. Språkproblemer, søvnforstyrrelser og uforutsigbar atferd kan også forekomme.

5. Alvorlig Alzheimers sykdom (fremskredent stadium)
På dette stadiet er avhengigheten total. Hukommelsen er betydelig svekket, og kommunikasjonen er svært begrenset. Fysiske komplikasjoner oppstår, som for eksempel svelgevansker eller tap av bevegelighet. Det kreves konstant overvåking og omsorg for å sikre pasientens velvære.

Hvert stadium av Alzheimers sykdom byr på unike utfordringer, men også muligheter til å styrke støtten, kjærligheten og forståelsen for den som er rammet. Når vi forstår disse stadiene, kan vi tilpasse våre tiltak, forutse behov og tilby personlig tilpasset støtte gjennom hele denne prøvelsen.

Kapittel 2

ALZHEIMER-ENHETEN: EN VERDEN FOR SEG

Alzheimers-enhetens egenart

Når det gjelder omsorg for personer med Alzheimers sykdom, kan ikke tilnærmingen være generisk. Sykdommens progresjon og kompleksitet krever en skreddersydd, personlig og flerdimensjonal respons. Det er med dette i tankene at Alzheimerenhetene er utviklet, og de tilbyr en infrastruktur, en omsorgsfilosofi og ekspertise som er spesielt dedikert til denne tilstanden.

1. Design og miljø
Alzheimerenheten er først og fremst et sted som er utformet med tanke på beboernes komfort og sikkerhet. Den minimerer stimuli som kan forårsake forvirring eller uro. Utformingen er intuitiv, med klart definerte gangveier, beroligende farger, passende belysning og tydelig skilting for å gjøre det lettere å orientere seg. I tillegg kan det integreres sikre uteområder, for eksempel terapeutiske hager, som gir beboerne mulighet til å nyte naturen samtidig som de er trygge.

2. Personsentrert tilnærming
Det er ikke snakk om en "one size fits all"-tilnærming, men en individuelt tilpasset pleieplan. Dette tar hensyn til beboerens livshistorie, preferanser, behov og gjenværende evner. Ved å anerkjenne personen bak sykdommen har Alzheimerenheten som mål å opprettholde respekten, verdigheten og velværet til hver enkelt beboer.

3. Et tverrfaglig team
Fagpersonalet på disse enhetene er spesielt opplært i behandling av Alzheimers sykdom. Det er alt fra sykepleiere og pleieassistenter til ergoterapeuter, psykologer, nevropsykologer og fysioterapeuter. Hver og en av dem bidrar med sin egen ekspertise for å gi helhetlig pleie og omsorg, der kognitive, fysiske og emosjonelle symptomer behandles samtidig.

4. Ikke-medikamentell behandling
I tillegg til medikamentell behandling fokuserer Alzheimerenheten på ikke-farmakologiske tiltak for å berike beboernes liv og håndtere symptomene. Dette kan omfatte musikkterapi, kunstterapi, dyreterapi samt avslapnings- og meditasjonsteknikker.

5. Støtte til familier
Alzheimers sykdom påvirker ikke bare den enkelte, men også omgivelsene. Alzheimerenhetene tilbyr ofte informasjonsmøter, støttegrupper og rådgivning for å hjelpe familiene til å forstå, tilpasse seg og støtte sine nærmeste gjennom sykdomsforløpet.

Alzheimers-enhetens særpreg ligger i dens integrerende, personsentrerte tilnærming, som tilbyr et miljø og tiltak som er tilpasset sykdommens kompleksitet. Målet er ikke bare å sørge for at personer med sykdommen har det bra, men også å støtte, lære opp og samarbeide med familiene for å gi beboerne best mulig livskvalitet.

Spesielle utfordringer knyttet til pleie og omsorg på en Alzheimerenhet

Behandlingen av pasienter med Alzheimers sykdom på spesialiserte avdelinger har fokus på å optimalisere velvære og sikkerhet, men er samtidig full av fallgruver og utfordringer. Disse utfordringene gjenspeiler kompleksiteten i selve sykdommen, men også de samfunnsmessige, institusjonelle og personlige utfordringene som pleierne står overfor.

1. Vanskelig atferd
Atferdsproblemer som uro, aggresjon, vandring og søvnforstyrrelser er vanlige hos personer med Alzheimers sykdom. Denne atferden kan være stressende og krevende for pleieteamet, og krever en empatisk, tilpasningsdyktig

og noen ganger kreativ tilnærming for å kunne reagere effektivt.

2. Nedsatt kommunikasjon
Etter hvert som sykdommen utvikler seg, svekkes pasientens evne til å kommunisere, noe som gjør det vanskelig å forstå pasientens behov og formidle informasjon. For pårørende betyr dette at de må utvikle ferdigheter i ikke-verbal kommunikasjon og lære seg å "lese" de subtile signalene i pasientens atferd.

3. Utbrenthet
Alzheimeromsorg er både følelsesmessig og fysisk krevende. Gjentagelser, den følelsesmessige belastningen ved pasientens forverring og behovet for konstant oppmerksomhet kan føre til utbrenthet blant pleierne.

4. Opplæring og spesialkompetanse
Ikke alt helsepersonell er like godt opplært til å møte de spesifikke behovene til Alzheimers-pasienter. Spesialiserte enheter krever kontinuerlig opplæring og oppdatering for å sikre optimal pleie.

5. Etiske spørsmål
Etiske spørsmål dukker ofte opp i helsevesenet. Disse spørsmålene kan dreie seg om fysisk eller kjemisk tvang, respekt for pasientens autonomi i medisinske beslutninger eller håndtering av situasjoner der pasientsikkerhet kommer i konflikt med individuelle rettigheter.

6. Støtte til familien
Familier, som ofte er overveldet av sykdomsforløpet til den de er glad i, søker støtte, informasjon og noen ganger veiledning i vanskelige beslutninger. Det kan være komplisert å oppfylle disse behovene samtidig som man skal håndtere den direkte omsorgen.

7. Ressurser og finansiering
Spesialisert omsorg er dyrt. Institusjonene står overfor et press på budsjettet, behovet for å opprettholde et tilstrekkelig antall kvalifiserte ansatte og for å tilby egnede fasiliteter og utstyr.

8. Omsorg i stadig utvikling

Etter hvert som forskningen utvikler seg, kan det dukke opp nye metoder, terapier og medisiner. Avdelingene må ligge i forkant av denne utviklingen for å kunne tilby best mulig behandling.

Selv om Alzheimers-enheter er et viktig svar på behovene til mennesker som lever med sykdommen, reiser de også en rekke utfordringer. Å anerkjenne, forstå og arbeide med disse utfordringene er avgjørende for å sikre god omsorg, støtte pårørende og gjøre det mulig for pasientene å leve et så tilfredsstillende liv som mulig, til tross for sykdommen.

Betydningen av et egnet miljø

Omsorg for personer med Alzheimers sykdom er ikke bare basert på medisinske eller terapeutiske tiltak. Det fysiske miljøet pasientene lever i, spiller en avgjørende rolle for deres velvære, sikkerhet og, mer generelt, for kvaliteten på dagliglivet. Et egnet miljø kan i betydelig grad redusere noen av symptomene på sykdommen og hjelpe den syke til å blomstre.

1. Sikkerhet og risikoforebygging
Kognitiv svikt kan gjøre mennesker mer utsatt for ulykker. Et egnet miljø minimerer denne risikoen ved å fjerne hindringer, gjøre høyrisikoområder som trapper og baderom trygge, sørge for tilstrekkelig belysning for å forhindre fall og installere varslingsutstyr.

2. Veiledning og selvstendighet
Desorientering er vanlig blant personer med Alzheimers sykdom. Tydelig, lesbar design gjør det lettere å orientere seg: bruk av kontrastfarger, enkel skilting, klart definerte områder og kjente landemerker. Alt dette gjør det lettere å bevege seg rundt med større selvstendighet og selvtillit.

3. Kontrollert stimulering
For mange stimuli kan være en kilde til forvirring eller uro. Det er viktig å finne en balanse: rolige omgivelser, beroligende farger, kontrollert akustikk, samtidig som man tilbyr områder der personen kan samhandle, for eksempel en sansehage eller aktivitetsområder.

4. Minner og kontinuitet
Å innlemme kjente eller stemningsfulle gjenstander fra fortiden kan gi den syke et ankerfeste: familiebilder, hverdagsgjenstander, favorittmusikk. Disse referansepunktene kan lindre, berolige og bidra til å skape kontakt med minner.

5. Fleksibilitet
Sykdomsprogresjonen svinger og varierer fra person til person. Et egnet miljø er et miljø som kan utvikle seg i takt med pasientens skiftende behov, enten det gjelder mobilitet, kognitive evner eller atferd.

6. Sosiale områder
Alzheimers sykdom kan føre til isolasjon. Rom for sosialt samvær oppmuntrer til interaksjon, enten det er med andre beboere, ansatte eller familie. Disse områdene fremmer en følelse av tilhørighet og bidrar til å opprettholde sosiale ferdigheter.

7. Nærhet til naturen
En rekke studier har vist at kontakt med naturen har en positiv effekt på det psykiske velværet. Trygge hager, uteplasser eller til og med bare utsikt til grønne områder kan ha en positiv innvirkning på humøret og redusere problematferd.

8. Støtte til familie og omsorgspersoner
Et godt utformet miljø letter også pleiernes arbeid ved å redusere risiko og fremme bedre pleie. I tillegg kan man sette av egne områder der pårørende kan tilbringe kvalitetstid med sine nærmeste.

Betydningen av et egnet miljø ved Alzheimers sykdom kan ikke undervurderes. Det er mer enn bare et bomiljø, det er et terapeutisk verktøy i seg selv, som tar sikte på å maksimere trivselen og verdigheten til hver enkelt person, samtidig som det støtter dem som bryr seg om dem.

Kapittel 3

SYKEPLEIERENS VIKTIGE ROLLE

Et kall med fokus på mennesker

Bak hver diagnose av Alzheimers sykdom står en person med sin egen historie, sine egne drømmer, gleder, frykt og ambisjoner. Mer enn bare en medisinsk tilnærming som fokuserer på sykdommen, krever Alzheimers omsorg en resolutt personsentrert tilnærming. Dette perspektivet fremhever verdigheten og egenverdien til hvert enkelt individ, langt utover sykdommens symptomer.

1. Anerkjennelse av unikhet
Alle personer med Alzheimers sykdom er unike. Erfaringene, relasjonene og lidenskapene deres danner prismet som de oppfatter og samhandler med verden gjennom. Så i stedet for å se en pasient, forsøker pleierne å se et rikt og innholdsrikt liv.

2. Lytting og kommunikasjon
Selv om sykdommen påvirker evnen til å kommunisere, betyr ikke det at personen ikke har noe å si. Å lytte aktivt, være oppmerksom på det som ikke blir sagt, søke å forstå bak ordene, betyr å respektere den sykes stemme og ønske.

3. Retten til selvstendighet
Så lenge det er mulig, er det viktig å la personen ta avgjørelser om eget liv og omsorg. Det kan dreie seg om dagligdagse valg, for eksempel hva man skal ha på seg, eller mer omfattende beslutninger om behandling.

4. Opprettholdelse av identitet
Alzheimers sykdom kan svekke hukommelsen og selvoppfatningen, men det betyr ikke at personens identitet er borte. Pårørende bør forsøke å gjenkalle og forsterke denne identiteten, enten det er gjennom historier, bilder, musikk eller andre minner.

5. Relasjoner og menneskelig kontakt
Sosiale bånd er fortsatt avgjørende. Å dyrke relasjoner og oppmuntre til samhandling med familie, venner og til og

med andre beboere betyr å gi folk muligheten til å føle, elske og bli elsket.

6. Respekt og verdighet
Til tross for de utfordringene sykdom medfører, fortjener alle mennesker respekt og verdighet i alle aspekter av omsorgen. Dette innebærer å ta vare på personen som et helt individ og ta hensyn til fysiske, emosjonelle, sosiale og åndelige behov.

7. Helhetlig tilnærming
Personsentrert omsorg omfatter alle aspekter ved mennesket. Det innebærer ikke bare å behandle symptomer, men også å gi næring til sinnet, stimulere sansene, berolige følelsene og oppmuntre til sosial interaksjon.

Den personsentrerte tilnærmingen til Alzheimers omsorg er et etisk og menneskelig imperativ. Den anerkjenner og verdsetter hver enkelt persons menneskelighet og sørger for at den enkeltes lys fortsetter å skinne med verdighet, respekt og kjærlighet til tross for sykdommens progresjon.

Kommunikasjonsteknikker med Alzheimer-pasienten

Å kommunisere med en person som har Alzheimers sykdom, kan være en utfordring på grunn av de kognitive svekkelsene som er forbundet med sykdommen. Effektiv kommunikasjon er imidlertid avgjørende for å forstå pasientens behov, gi trøst og opprettholde en meningsfull relasjon. Her er noen teknikker for å lette kommunikasjonen med pasienter med Alzheimers sykdom:

1. Innta en rolig og tålmodig holdning
Start alltid samtalen med en avslappet tilnærming. Din ro kan bidra til å dempe pasientens angst eller forvirring.

2. Få øyekontakt
Sørg for at du har øyekontakt før du begynner å snakke. Dette tiltrekker seg personens oppmerksomhet og styrker kontakten mellom dere.

3. Bruk et enkelt språk
Velg korte, enkle setninger og unngå kompliserte fraser. Still direkte spørsmål som krever korte svar, for eksempel *"Vil du ha litt te?"*, i stedet for åpne spørsmål.

4. Unngå distraksjoner
Minimer bakgrunnsstøy og andre distraksjoner når du kommuniserer. Det kan for eksempel være å skru ned volumet på TV-en eller velge et stille miljø.

5. Bruk av ikke-verbalt språk
Kroppsspråk, ansiktsuttrykk og berøring kan noen ganger kommunisere mer enn ord. Et beroligende smil eller en forsiktig hånd på skulderen kan gi trøst og forståelse.

6. Validere i stedet for å korrigere
Hvis pasienten fremkaller minner som virker unøyaktige eller opplever hallusinasjoner, er det ofte bedre å bekrefte pasientens følelser enn å korrigere dem. I stedet for å si: *"Moren din døde for lenge siden"*, kan du for eksempel si: *"Fortell meg mer om moren din"*.

7. Lytt aktivt
Vis at du lytter og at du bryr deg om det de sier, selv om det kan virke usammenhengende eller vanskelig å forstå. Bare det å føle seg hørt kan ha stor betydning for pasientens velvære.

8. Gjenta eller omformuler etter behov
Hvis pasienten virker forvirret, kan du forsiktig gjenta eller omformulere spørsmålet eller utsagnet.

9. Bruk visuelle hjelpemidler
Bilder, kjente gjenstander eller andre visuelle hjelpemidler kan bidra til å stimulere hukommelsen eller lette forståelsen.

10. Bevare verdigheten
Selv om kommunikasjonen blir vanskelig, er det viktig å behandle personen med Alzheimers sykdom med respekt

og verdighet. Unngå å snakke om dem som om de ikke var der, og unngå å infantilisere dem.
11. Husker de gode tidene
Det å gjenkalle gode minner eller spesielle øyeblikk kan skape kontakt og oppmuntre til positiv kommunikasjon.
12. Juster underveis
Alzheimerpasientens evne til å kommunisere kan variere fra dag til dag. Vær fleksibel og tilpass deg pasientens tilstand der og da.

Nøkkelen er å tilnærme seg kommunikasjon med empati, tålmodighet og åpenhet. Selv om Alzheimers sykdom kan svekke evnen til å kommunisere, består det grunnleggende behovet for kontakt, forståelse og respekt.

Spesifikke behandlinger og standardprosedyrer

Omsorg for Alzheimers-pasienter er ikke begrenset til de kognitive symptomene på sykdommen. Omsorgen er flerdimensjonal og omfatter pasientens fysiske, emosjonelle, sosiale og noen ganger åndelige behov. Følgende er noen av de spesifikke pleie- og omsorgstiltakene og prosedyrene som vanligvis praktiseres på en Alzheimerenhet:

1. Regelmessig kognitiv vurdering
Sykdomsutviklingen overvåkes ved hjelp av gjentatte kognitive vurderinger, ofte ved hjelp av standardiserte verktøy.
2. Håndtering av medisiner
Polyfarmasi (bruk av mange legemidler) er vanlig blant eldre. Det er viktig å overvåke medisinene som brukes til å behandle Alzheimers symptomer og andre samtidige medisinske tilstander.

3. Hudpleie
Pasientene kan være mindre mobile, noe som øker risikoen for trykksår. Man følger regelmessig med på hudens tilstand, med hyppige stillingsendringer og bruk av fuktighetskrem eller barrierer.

4. Ernæring og hydrering
Alzheimers sykdom kan forstyrre en persons følelse av sult eller tørst. Pleierne hjelper til med mating, overvåker mat- og væskeinntaket og kan bruke spesialdietter eller kosttilskudd.

5. Ikke-medikamentell behandling
Intervensjoner som musikkterapi, kunstterapi eller dyreterapi kan være gunstig for humør, kognisjon og generell velvære.

6. Daglig hygiene
Dette inkluderer bading, hårpleie, tannpuss og negleklipping. Disse rutinene er viktige ikke bare for den fysiske helsen, men også for den personlige verdigheten.

7. Fysioterapi og trening
Å opprettholde bevegelighet og styrke kan bidra til å forebygge fall og forbedre livskvaliteten. Øvelsene kan tilpasses den enkeltes forutsetninger.

8. Omsorg ved livets slutt
Etter hvert som sykdommen utvikler seg, blir diskusjoner og omsorg med fokus på komfort, smerte og preferanser ved livets slutt viktig.

9. Psykososial støtte
Avdelingens sosionom eller psykolog kan tilby emosjonell støtte til pasienten og familien og hjelpe til med å håndtere de psykologiske utfordringene knyttet til sykdommen.

10. Forebygging og håndtering av problematferd
Atferd som uro, aggresjon og vandring kan være vanlig. Tiltakene omfatter ikke-medikamentelle strategier, miljøendringer og, om nødvendig, medisinering.

11. Stimulerende aktiviteter
Tilpassede daglige aktiviteter, som hagearbeid, puslespill eller lesing, kan bidra til å stimulere kognisjon og gi en følelse av mening.

12. Opplæring og støtte til familier
Familiene får ofte opplæring om sykdommen, hvordan de skal kommunisere effektivt og hvordan de skal håndtere utfordringene hjemme.

Siden hver pasient er unik, ligger nøkkelen til effektiv pleie på en Alzheimerenhet i en individualisert, tilpasningsdyktig og empatisk tilnærming. Pleiepersonalet jobber tett sammen for å gi helhetlig omsorg som omfatter alle aspekter av pasientens helse og velvære.

Kapittel 4

TVERRFAGLIG SAMARBEID

Arbeid med et mangfoldig medisinsk team

Å jobbe på en Alzheimerenhet krever en tverrfaglig tilnærming. Hvert enkelt teammedlem spiller en avgjørende rolle i den samlede pleien av pasienten, og effektivt samarbeid mellom spesialitetene sikrer kvalitet i pleien. La oss ta en titt på dynamikken i å jobbe i et mangfoldig medisinsk team på en Alzheimerenhet:

1. Sammensetning av teamet
Det typiske teamet på en Alzheimerenhet består vanligvis av :
- **Leger**: Geriatere eller nevrologer som spesialiserer seg på behandling av nevrodegenerative lidelser.
- **Sykepleiere**: De er ofte førstelinjetjenesten som gir direkte pleie, administrerer medisiner og overvåker pasientenes allmenntilstand.
- **Pleieassistenter**: De gir nødvendig hjelp til daglige aktiviteter som hygiene, spising og forflytning.
- **Psykologer eller psykiatere**: De tilbyr støtte i forbindelse med emosjonelle og atferdsmessige utfordringer knyttet til sykdommen.
- **Terapeuter**: Fysioterapeuter, ergoterapeuter, logopeder og andre som tilbyr skreddersydd behandling.
- **Sosialarbeidere**: De tilbyr støtte til familier og henviser dem til passende ressurser eller tjenester.
- **Fritidspersonalet**: De planlegger og gjennomfører passende aktiviteter for å stimulere og engasjere pasientene.

2. Åpen kommunikasjon
Tydelig og åpen kommunikasjon mellom teammedlemmene er avgjørende for å sikre enhetlig behandling. Regelmessige teammøter gir mulighet til å diskutere

utfordringer, pleieplaner og oppdateringer om pasientens tilstand.

3. Komplementære roller
Hver enkelt fagperson bidrar med spesifikk kompetanse, og gjensidig anerkjennelse av disse ferdighetene fremmer helhetlig pasientbehandling.

4. Videreutdanning
Den raske utviklingen av kunnskap om Alzheimers sykdom krever kontinuerlig opplæring av teamet. Opplæring, workshops og konferanser er avgjørende for å holde teamet oppdatert.

5. Håndtering av konflikter
Som i alle team kan det oppstå uenigheter. Proaktiv konflikthåndtering, basert på gjensidig respekt og lytting, er avgjørende.

6. Emosjonell støtte i teamet
Å jobbe på en Alzheimerenhet kan være følelsesmessig utfordrende. Det er derfor viktig å ha støttemekanismer på plass for de ansatte, enten det er i form av debriefing, veiledning eller rådgivning.

7. Familiens engasjement
Det medisinske teamet har et tett samarbeid med familiene, og betrakter dem ofte som "omsorgspartnere". Dette samarbeidet gjør det mulig å innhente verdifull informasjon om pasienten og gi familien den støtten de trenger.

En vellykket behandling på Alzheimers-avdelingene avhenger av et sammensveiset team, der hvert enkelt medlem verdsettes for sin ekspertise. Et harmonisk samarbeid sikrer at det tas hensyn til alle aspekter ved pasientens helse og velvære, slik at pleien blir best mulig.

Betydningen av samarbeid for omfattende omsorg

På grunn av sykdommens kompleksitet og mange dimensjoner krever Alzheimers sykdom en samarbeidstilnærming for å gi helhetlig og effektiv behandling. Dette samarbeidet overskrider det rent profesjonelle samspillet og blir selve kjernen i den terapeutiske tilnærmingen. Dette er grunnen til at samarbeid er så viktig:

1. Sykdommens kompleksitet
Alzheimers sykdom er mer enn bare et hukommelsesproblem. Den påvirker atferd, følelser, kommunikasjon, motoriske ferdigheter og mye mer. For å møte dette brede spekteret av behov er det viktig med et tverrfaglig team.

2. Integrert omsorgsutforming
Omsorg for Alzheimers-pasienter kan ikke segmenteres. Intervensjoner fra én fagperson kan ha innvirkning på et annet aspekt av pasientens velvære. For eksempel kan en endring i medisinering påvirke pasientens evne til å delta i fysioterapi. Samarbeid sikrer at det tas hensyn til disse gjensidig avhengige konsekvensene.

3. Fullstendig pasientperspektiv
Mens en nevrolog kan fokusere på det nevrologiske sykdomsforløpet, kan en sosionom gi innsikt i de sosiale og familiære utfordringene pasienten står overfor. Sammen gir disse ulike perspektivene en helhetlig forståelse av pasientens situasjon.

4. Kontinuitet i behandlingen
Kontinuerlig kommunikasjon og samarbeid mellom fagpersonene sikrer at behandlingen er kontinuerlig og konsistent, uten overlapping eller hull.

5. Forbedre den terapeutiske effekten
Når terapeuter, sykepleiere, leger og andre fagpersoner jobber hånd i hånd, kan tiltakene harmoniseres for å maksimere effekten. For eksempel kan en ergoterapitime planlegges i synergi med pasientens medisinering for å optimalisere oppmerksomhet og konsentrasjon.

6. Gjensidig støtte
Omsorg for Alzheimer-pasienter kan være følelsesmessig krevende. Ved å jobbe tett sammen kan teammedlemmene støtte hverandre og dele utfordringer og suksesser.

7. Utdanning og opplæring
Et samarbeidende team gir muligheter for gjensidig læring. Sykepleiere kan lære mer om de nyeste terapeutiske intervensjonene, mens terapeuter kan få en bedre forståelse av de medisinske konsekvensene av behandlingene.

8. Involvering av familie og venner
Familie og venner er viktige samarbeidspartnere i pleien. Ved å innlemme deres observasjoner, bekymringer og behov i den felles pleieplanen kan teamet tilby mer personlig tilpasset og sensitiv pleie.

Samarbeid er ikke bare en fordelaktig del av pleien på en Alzheimerenhet, det er helt avgjørende. Bare et tett og harmonisk samarbeid kan sikre at alle aspekter av pasientens liv blir vurdert, verdsatt og ivaretatt på best mulig måte.

Nøkkelaktører: psykologer, fysioterapeuter, ergoterapeuter osv.

På en Alzheimerenhet er ulike spesialister involvert, og hver av dem bidrar til et spesifikt aspekt av omsorgen. Sammen utgjør de et helhetlig team med fokus på pasientenes velvære og livskvalitet. Finn ut mer om rollene og bidragene til disse nøkkelpersonene.

1. Psykologer
   - **Rolle**: Psykologer gir emosjonell og atferdsmessig støtte til pasienter og deres familier.
     - Bidrag :
     - Vurdering av kognitive forstyrrelser og tilhørende mangler.
     - Implementering av strategier for å håndtere atferdsmessige og psykologiske symptomer ved demens.
     - Tilbyr psykoedukativ støtte til familier og pårørende.
     - Arrangere workshops eller støttegrupper.

2. Fysioterapeuter (eller fysioterapeuter)
   - **Rolle**: Disse fagpersonene jobber med pasientenes bevegelighet, styrke og balanse.
     - Bidrag :
     - Vurdering av mobilitet og fysisk funksjon.
     - Utvikling av skreddersydde treningsprogrammer for å opprettholde eller forbedre muskelstyrke og koordinasjon.
     - Fallforebygging og sikkerhetsopplæring.
     - Behandlinger for å håndtere leddsmerter eller stivhet.

3. Ergoterapeuter
   - **Rolle**: Ergoterapeuter hjelper pasienter med å opprettholde eller gjenvinne sin selvstendighet i dagliglivets aktiviteter.
     - Bidrag :
     - Vurdering av pasientens funksjonsevne i omgivelsene.
     - Foreslå endringer i omgivelsene for å fremme selvstendighet og sikkerhet.

- Undervisning i kompenserende strategier for å gjøre hverdagslige oppgaver enklere.
- Vurdering og tilpasning av tekniske hjelpemidler.

4. Logopeder
   - **Rolle**: Logopeder fokuserer på kommunikasjons- og svelgevansker.
   - Bidrag :
     - Vurdering av språk-, tale- og svelgeforstyrrelser.
     - Utarbeide rehabiliteringsprogrammer og strategier for å forbedre eller opprettholde kommunikasjonsferdigheter.
     - Rådgivning om kommunikasjonshjelpemidler og opplæring av pårørende.

5. Sosialarbeidere
   - **Rolle**: De gir støtte til pasienter og pårørende og hjelper dem med å navigere i helsevesenet og få tilgang til ressurser.
   - Bidrag :
     - Vurdering av sosiale og familiære behov.
     - Henvisning til egnede ressurser eller tjenester.
     - Støtte i forbindelse med administrative og juridiske prosedyrer knyttet til sykdommen.

6. Kostholdseksperter
   - **Rolle**: Dietister vurderer og gir råd om pasienters ernæringsbehov.
   - Bidrag :
     - Vurdering av spisevaner og ernæringsstatus.
     - Utvikling av egnede dietter.
     - Opplyse pasienter og pårørende om ernæring.

Disse fagpersonene bidrar med sin spesialkompetanse til å styrke den samlede omsorgen som gis på Alzheimerenhetene. Samarbeidet mellom dem er avgjørende for å møte pasientenes komplekse og gjensidig avhengige behov og sikre en sammenhengende, personsentrert og hensiktsmessig pleie.

Kapittel 5

TERAPEUTISK TILNÆRMING: MER ENN NARKOTIKA

Ikke-farmakologiske behandlinger og deres effektivitet

Med tanke på kompleksiteten og utviklingen av Alzheimers sykdom spiller ikke-farmakologiske tilnærminger en viktig rolle. Disse tiltakene er utformet for å forbedre livskvaliteten, bremse kognitiv svikt og håndtere atferdsmessige og psykologiske symptomer forbundet med sykdommen. Her er en oversikt over noen av disse behandlingsformene og effekten av dem.

1. Kognitiv atferdsterapi (CBT)
   - **Beskrivelse**: Dette er en form for psykoterapi som tar sikte på å endre negative tanke- og atferdsmønstre.
   - **Effektivitet**: CBT kan bidra til å håndtere angst, depresjon og visse former for problematferd i forbindelse med demens.
2. Kognitiv stimulering
   - **Beskrivelse**: Dette omfatter en rekke aktiviteter som er utformet for å stimulere mentale funksjoner.
   - **Effekt**: Kognitiv stimulering har vist beskjedne, men signifikante forbedringer i den generelle kognitive funksjonen hos personer med Alzheimers sykdom.
3. Musikkterapi
   - **Beskrivelse**: Bruk av musikk for å vekke minner, følelser og interaksjon.
   - **Effekt**: Musikk kan redusere symptomer på uro, angst og depresjon, samtidig som humøret og det sosiale velværet forbedres.
4. Dyreterapi
   - **Beskrivelse**: Integrering av dyr, vanligvis hunder eller katter, som en del av terapeutisk behandling.
   - **Effektivitet**: Denne tilnærmingen har blitt assosiert med en reduksjon i uro, aggresjon og depresjon.

5. Realitetsorientert terapi
   - **Beskrivelse**: En teknikk som søker å forankre mennesker i tid, sted og person.
   - **Effektivitet**: Kan forbedre virkelighetsoppfattelsen, det emosjonelle velværet og visse aspekter ved kognitiv funksjon.
6. Valideringsterapi
   - **Beskrivelse**: En tilnærming som søker å validere følelsene og opplevelsene til personer med Alzheimers sykdom, selv om de ikke stemmer overens med den objektive virkeligheten.
   - **Effektivitet**: Kan redusere stress og uro og forbedre kommunikasjonen.
7. Kunstterapi
   - **Beskrivelse**: Bruk av ulike kunstformer som uttrykksmiddel.
   - **Effektivitet**: Fremmer følelsesmessig utfoldelse, reduserer uro og kan forbedre selvfølelsen.
8. Fysisk aktivitet og trening
   - **Beskrivelse**: Treningsprogrammer tilpasset for å forbedre styrke, balanse og bevegelighet.
   - **Effekt**: Kan bremse kognitiv svikt, forbedre humøret og redusere risikoen for fall.
9. Lysterapi
   - **Beskrivelse**: Eksponering for intenst lys for å regulere søvn-våkenhetssyklusen.
   - **Virkning**: Kan forbedre søvnforstyrrelser og nattlig uro.

Selv om disse behandlingsformene har vist seg å være nyttige for mange pasienter, er det viktig å merke seg at effekten varierer fra person til person. Nøkkelen er en individualisert tilnærming som er skreddersydd til hver enkelt pasients spesifikke behov og preferanser. En kombinasjon av farmakologiske og ikke-farmakologiske intervensjoner er ofte den beste måten å håndtere utfordringene ved Alzheimers sykdom på.

Musikk- og kunstterapi og andre innovative metoder

Innenfor Alzheimeromsorgen har det dukket opp en rekke innovative behandlingsformer som går bort fra tradisjonelle tilnærminger og tilbyr alternative og berikende måter å kommunisere og uttrykke seg på. Disse behandlingsformene, som legger vekt på kreativitet og sanser, har evnen til å berøre pasientene dypt, ofte der ord alene ikke strekker til.

Musikkterapi
- **Beskrivelse**: I musikkterapi brukes musikk for å imøtekomme fysiske, emosjonelle, kognitive og sosiale behov. Det kan innebære å lytte, skape eller bevege seg i rytme.
  - Fordeler :
  - Forbedret kognisjon og hukommelse.
  - Reduksjon i opphisset eller aggressiv atferd.
  - Stimulering av dype følelsesmessige minner.
  - Styrke sosiale bånd og samhandling.

Kunstterapi
- **Beskrivelse**: Kunstterapi gir pasienter mulighet til å uttrykke seg visuelt, ofte gjennom tegning, maling eller skulptur.
  - Fordeler :
  - Forbedret kommunikasjon og følelsesmessig uttrykk.
  - Forbedrer fingerferdighet og koordinasjon.
  - Gir en følelse av mestring og selvtillit.
  - Gir en beroligende distraksjon fra symptomer og stress.

Bevegelses- og danseterapi
- **Beskrivelse**: Denne modaliteten oppmuntrer til kroppslig bevegelse som et middel til uttrykk og velvære.

- Fordeler :
- Forbedret mobilitet og koordinasjon.
- Styrke den kardiovaskulære kapasiteten.
- Økt følelsesmessig velvære og redusert stress.
- Fremmer sosialisering og samarbeid.

Aromaterapi
- **Beskrivelse**: Aromaterapi bruker eteriske oljer for å stimulere sansene og fremme avslapning.
- Fordeler :
- Kan redusere uro og angst.
- Bidrar til bedre søvn.
- Kan forbedre humøret og energien.

Hagearbeidsterapi
- **Beskrivelse**: Terapeutisk hagearbeid innebærer å plante og ta vare på planter.
- Fordeler :
- Oppmuntrer til finmotorikk og koordinasjon.
- En følelse av samhørighet med naturen.
- Fremmer avslapping og stressreduksjon.

Terapi med virtuell virkelighet
- **Beskrivelse**: Bruk av teknologi for å skape oppslukende og stimulerende miljøer.
- Fordeler :
- Kan bidra til gjenopplevelse og kognitiv stimulering.
- Gir berikende og underholdende opplevelser.
- Oppmuntrer til utforskning og oppdagelse.

Hver av disse behandlingsformene tilbyr en unik og spesifikk tilnærming til Alzheimers-pasienters behov. Nøkkelen er fleksibilitet og tilpasningsdyktighet: Hver pasient er unik, og det som fungerer for én, fungerer kanskje ikke for en annen. Fordi disse behandlingsformene er helhetlige og personsentrerte, gir de mulighet for individualisert behandling som verdsetter og verdsetter hvert enkelt individ, til tross for sykdommens utfordringer.

Kognitiv stimulering: spill, aktiviteter og teknikker

Kognitiv stimulering spiller en avgjørende rolle i behandlingen av personer med Alzheimers sykdom. Målet er å opprettholde og forbedre den kognitive funksjonen, redusere kognitiv svikt og øke livskvaliteten. Dette settet med aktiviteter er utformet for å engasjere og utfordre hjernen, med fokus på bevarte evner snarere enn mangler.

1. Minnespill
   - **Eksempler**: kortspill, memoryspill, bildeassosiasjonsspill.
   - **Mål**: Oppmuntre til korttidshukommelse, oppmerksomhet og visuell gjenkjenning.
2. Puslespill og hjernetrim
   - **Eksempler**: Enkle puslespill med store brikker, logiske spill.
   - **Mål**: Styrke problemløsning, finmotorikk og hånd-øye-koordinasjon.
3. Kunstneriske aktiviteter
   - **Eksempler**: Tegning, maling, modellering.
   - **Mål**: Oppmuntre til kreativitet, følelsesmessig uttrykk og fingerferdighet.
4. Lese- og skriveøvelser
   - **Eksempler**: Høytlesing, skrive i aviser, løse enkle kryssord.
   - **Mål**: Opprettholde språk, forståelse og skriftlig uttrykk.
5. Ordspill og brettspill
   - **Eksempler**: Scrabble, bingo, gåter.
   - **Mål**: Stimulere ordforråd, kritisk tenkning og sosialisering.
6. Musikalske aktiviteter
   - **Eksempler**: Synge, lytte til kjente sanger, bruke enkle instrumenter.

- **Mål**: Styrke hukommelse, følelsesuttrykk og koordinasjon.

7. Skånsom fysisk trening
   - **Eksempler**: Tai-chi, yoga, guidede gåturer.
   - **Mål**: Forbedre koordinasjon, styrke, balanse og generelt velvære.
8. Aktiviteter i dagliglivet (ADL)
   - **Eksempler**: Sammenlegging av klesvask, dekking av bord, hagearbeid.
   - **Mål**: Opprettholde selvstendighet, finmotorikk og mestringsfølelse.
9. Sensoriske aktiviteter
   - **Eksempler**: sansesett, berøringsposer, aromaterapi.
   - **Mål**: Stimulere sansene, fremme avspenning og bevissthet om omgivelsene.
10. Bruk av teknologi
    - **Eksempler**: applikasjoner for nettbrett, tilpassede videospill, virtuell virkelighet.
    - **Mål**: Tilby en rekke kognitive utfordringer, forbedre koordinasjon og visuell gjenkjenning.

Suksessen til disse aktivitetene avhenger av at de er tilpasningsdyktige. Tilnærmingen må være individuell og ta hensyn til den enkeltes kognitive nivå, interesser og evner. I tillegg er det viktig med regelmessighet: Regelmessig kognitiv stimulering kan gi mer varige og betydelige fordeler. Til slutt er det avgjørende at disse aktivitetene utføres i et oppmuntrende miljø, der man feirer suksesser og takler utfordringer med tålmodighet og forståelse.

Kapittel 6

HÅNDTERING AV ATFERDSSYMPTOMER

Forståelse atferdsmessige manifestasjoner

Hos personer med Alzheimers sykdom kan det oppstå atferdsendringer som ofte er uforutsigbare, noe som gjør behandlingen mer kompleks. Disse atferdsmanifestasjonene påvirkes av en kombinasjon av faktorer knyttet til selve sykdommen, samt pasientens erfaringer og miljø. Det er viktig å forstå denne atferden for å kunne gi riktig og empatisk behandling.

1. Omrøring
Uro kan vise seg i form av repeterende bevegelser, økt angst eller motstand mot omsorg.
- **Mulige årsaker**: Smerter, ubehag, tretthet, overstimulering, frustrasjon, endringer i omgivelsene.
- **Anbefalt tilnærming**: Identifiser og løs den underliggende årsaken, tilby beroligende aktiviteter, unngå overstimulering, bruk beroligende kommunikasjon.

2. Aggresjon
Dette kan omfatte roping, plutselige bevegelser eller til og med voldshandlinger.
- **Mulige årsaker**: Smerte, frykt, frustrasjon, følelse av uforståelse.
- **Anbefalt tilnærming**: Vurder situasjonen rolig, sørg for alles sikkerhet, bruk deeskaleringsteknikker og unngå konfrontasjon.

3. Gjenta
Det er vanlig å stadig gjenta setninger, spørsmål eller handlinger.
- **Mulige årsaker:** Korttidshukommelsestap, behov for struktur, angst.
- **Anbefalt fremgangsmåte**: Gi korte, beroligende svar, avled oppmerksomheten, bruk visuelle påminnelser.

4. Vandring
Personen kan se ut til å vandre rundt uten mål og mening.
- **Mulige årsaker**: Desorientering, leter etter noe eller noen, behov for mosjon.
- **Anbefalt tilnærming**: Sørg for et trygt miljø, tilby strukturerte aktiviteter, bruk sikkerhetsutstyr.

5. Reaksjoner på hallusinasjoner eller vrangforestillinger
Pasienten kan oppfatte ting som egentlig ikke er der.
- **Mulige årsaker**: Forandringer i hjernen, bivirkninger av medisiner, infeksjoner.
- **Anbefalt tilnærming**: Ikke krangle om virkeligheten, gi trygghet, vurder medisinering og generell helse.

6. Motvilje mot omsorg
Motstand mot eller vegring mot visse aktiviteter, for eksempel toalettbesøk eller påkledning, er vanlig.
- **Mulige årsaker**: Smerte, frykt, tap av verdighet, manglende forståelse for de ulike trinnene.
- **Anbefalt tilnærming**: Forenkle rutinene, oppmuntre til selvstendighet, tilby valgmuligheter, bruke en progressiv tilnærming.

7. Søvnforstyrrelser
Endringer i søvnmønsteret, for eksempel våkenhet om natten, kan forekomme.
- **Mulige årsaker**: Temporal desorientering, bivirkninger av medisiner, mangel på mosjon.
- **Anbefalt tilnærming**: Etabler en søvnrutine, begrens lurene på dagtid og sørg for et komfortabelt sovemiljø.

8. Sosial underslag
Oppførsel som å kle av seg offentlig eller komme med upassende kommentarer kan forekomme.
- **Mulige årsaker**: Tap av hemninger, forvirring, fysisk ubehag.

- **Anbefalt tilnærming**: Reagere rolig, omdirigere atferd, sikre privatliv under personlig pleie.

For å forstå disse atferdsmanifestasjonene kreves det en helhetlig tilnærming. I tillegg til de synlige symptomene er det viktig å se på hele personen og ta hensyn til deres historie, følelser og behov. En slik forståelse kan føre til mer effektive tiltak og bedre livskvalitet for pasientene.

Intervensjoner og teknikker for krisehåndtering

Håndtering av atferdskriser hos Alzheimer-pasienter er en av de mest krevende utfordringene for helsepersonell. Disse situasjonene, som ofte er uforutsigbare, krever rask, effektiv og empatisk inngripen. Her er noen velprøvde teknikker og tiltak for å håndtere slike kriser.

1. Rask innledende vurdering
Vurder situasjonen raskt før du griper inn.
- **Mål**: Finne den umiddelbare årsaken til krisen og vurdere eventuell fare for pasienten eller andre.
- **Teknikk**: Observere, lytte og tolke atferd og miljø.

2. Ivareta sikkerheten
Sikkerhet er av største betydning.
- **Mål**: Forebygge skader.
- **Teknikk**: Hold alle potensielt farlige gjenstander unna, sørg for at området er sikret og at pasienten er fysisk stabil.

3. Rolig og betryggende kommunikasjon
Måten du kommuniserer på kan være avgjørende for en krise.

- **Mål**: Deeskalere situasjonen.
- **Teknikk**: Bruk en mild tone, et enkelt og tydelig språk, hold vennlig øyekontakt og unngå truende kroppsspråk.

4. Omdirigering og distraksjon
Avledning av pasientens oppmerksomhet kan avbryte uønsket atferd.
- **Mål**: å kanalisere pasientens energi inn i en positiv aktivitet.
- **Teknikk**: Foreslå en hyggelig eller kjent aktivitet, for eksempel å lytte til musikk eller gå en tur.

5. Følelsesmessig validering
Anerkjenne pasientens følelser uten å dømme.
- **Mål**: Skape kontakt og vise empati.
- **Teknikk**: Gi uttrykk for at du forstår følelsene deres, selv om du ikke bekrefter den forvrengte virkeligheten.

6. Ny vurdering av behov
Kriser kan ofte være et resultat av udekkede behov.
- **Mål**: Identifisere og løse underliggende problemer.
- **Teknikk**: Se etter grunnleggende behov som sult, tørst, behov for å gå på toalettet eller fysisk ubehag.

7. Minimal bruk av tvangsmidler
Fysisk eller kjemisk tvang bør være siste utvei.
- **Mål**: Brukes bare hvis pasienten er en trussel mot seg selv eller andre, og hvis andre metoder har mislyktes.
- **Teknikk**: Sørg for at du har fått riktig opplæring, følg etablerte protokoller og overvåk pasienten kontinuerlig.

8. Etter krisen: Debriefing
Etter en krise er det viktig å reflektere over det som skjedde.
- **Mål**: Forebygge fremtidige kriser.

- **Teknikk**: Vurder utløsende faktorer, diskuter med pleieteamet og juster pleieplanene deretter.

9. Videreutdanning
Demensverdenen er i stadig utvikling, og det samme gjelder beste praksis for håndtering av demens.
- **Mål**: Å holde seg oppdatert på de mest effektive teknikkene.
- **Teknikk**: Delta regelmessig på kurs, workshops og seminarer om pleie av Alzheimers-pasienter.

10. Støtte til de ansatte
Krisehåndtering kan være følelsesmessig utmattende for pårørende.
- **Mål:** Å sikre omsorgspersonenes mentale og emosjonelle velvære.
- **Teknikk**: Tilby støttesamtaler, regelmessige debriefinger og ressurser for psykisk helse.

Krisehåndtering for Alzheimers-pasienter er like mye en kunst som en vitenskap. I tillegg til tekniske ferdigheter er medmenneskelighet, tålmodighet og empati avgjørende for å kunne gi god og omsorgsfull pleie.

Utløsende faktorer og forebygging av trassig atferd

Håndtering av trassig atferd hos Alzheimers-pasienter krever en grundig forståelse av de faktorene som kan utløse denne atferden. Å identifisere og forstå disse utløsende faktorene er avgjørende for å kunne iverksette effektive forebyggende tiltak.

Vanlige utløsende faktorer:

1. **Uoppfylte fysiologiske behov:** Sult, tørst, behov for å gå på toalettet eller smerter kan forårsake uro eller frustrasjon.
2. **Overstimulerende omgivelser:** For mye støy, sterkt lys eller mange mennesker kan skape forvirring eller stress.
3. **Rutineforstyrrelser: Personer** med Alzheimers sykdom er ofte avhengige av forutsigbare rutiner. Enhver endring kan virke destabiliserende.
4. **Trusselopplevelse:** Nye omgivelser, nye ansikter eller en feilaktig oppfatning kan føre til en følelse av fare.
5. **Manglende kommunikasjon: Manglende** forståelse eller manglende evne til å uttrykke seg kan føre til frustrasjon.
6. **Medisinering:** Bivirkninger av visse legemidler eller interaksjoner mellom legemidler kan påvirke atferden.
7. **Underliggende helseproblemer:** Infeksjoner, forstoppelse eller andre medisinske problemer kan endre atferden uten at det umiddelbart er åpenbart.
8. **Tretthet:** Mangel på søvn eller overstimulering kan forsterke trassig atferd.

Strategier for forebygging:

1. **Etabler en rutine:** En forutsigbar hverdag kan gi en følelse av trygghet.
2. **Tilpass miljøet:** Reduser kilder til overstimulering og skap et trygt og beroligende miljø.
3. **Oppmuntre til tydelig kommunikasjon:** Bruk korte setninger, gester og visuelle hjelpemidler for å lette forståelsen.
4. **Regelmessig vurdering av fysiologiske behov: Sørg** for at pasienten er velernært, hydrert og smertefri.
5. **Overvåk medisineringen: Gå** regelmessig gjennom medisineringen for å unngå uønskede bivirkninger.
6. **Delta i meningsfulle aktiviteter:** Aktiviteter som er tilpasset deres evner, for eksempel musikk eller kunst, kan gi dem en følelse av mestring.

7. Gi opplæring til omsorgspersoner: Gi ansatte og omsorgspersoner opplæring i å gjenkjenne og reagere på utløsende faktorer for utfordrende atferd.

8. Sikre kvalitetssøvn: Etabler faste rutiner for leggetid og sørg for at omgivelsene er søvnfremmende.

Å forebygge trassig atferd hos Alzheimer-pasienter krever konstant oppmerksomhet og tilpasningsevne fra pleiernes side. Nøkkelen ligger i å forutse pasientens behov, tilpasse miljøet og gi kontinuerlig opplæring for å kunne reagere effektivt på de utfordringene som oppstår.

Kapittel 7

FORHOLDET TIL FAMILIENE

Støtte til slektninger: et avgjørende oppdrag

Alzheimers sykdom påvirker ikke bare pasienten. Den har også stor innvirkning på de som står den syke nær, enten det er familiemedlemmer, venner eller pleiere. De lever med sorgen over å se en av sine kjære forfalle, samtidig som de må takle de daglige utfordringene med å ta vare på dem. Det er viktig å støtte disse personene, ettersom de spiller en avgjørende rolle for pasientens velvære.

1. Anerkjenne rollen til familie og venner
De pårørendes betydning: Pårørende og familiemedlemmer er ofte de første som oppdager symptomene og søker hjelp. De gir konstant støtte og tilpasser hverdagen til pasientens behov.

2. Utdanning og informasjon
Tilby ressurser: Pårørende må få informasjon om sykdommen, symptomene, sykdomsutviklingen og de beste behandlingsmetodene. Workshops, bøker og informasjonsmøter kan være verdifulle verktøy.

3. Skape rom for følelser
Anerkjennelse av sorg og tap: Det er viktig å skape rom der pårørende kan uttrykke sine følelser, dele sine erfaringer og få emosjonell støtte.

4. Tilby ressurser for trivsel
Psykologisk støtte: Tilby samtaler med psykologer eller spesialiserte støttegrupper. Disse kan hjelpe pårørende med å håndtere stress, angst og sorg.

5. Lette byrden
Avlastning: Det er viktig å gi omsorgspersoner pauser for å hvile og lade batteriene. Denne avlastningen kan gis av fagpersoner eller frivillige.

6. Involvering av pårørende i pleieplanen
Felles planlegging: Aktiv involvering av familiemedlemmer i beslutninger om pleie og omsorg sikrer bedre forståelse og hensiktsmessig pleie og omsorg.

7. Forberedelse til påfølgende trinn
Tidlige diskusjoner: Det er viktig å diskutere vanskelige spørsmål, som for eksempel forhåndsdirektiver, omsorg ved livets slutt og arv, med sine nærmeste i god tid før de blir presserende.

8. Anerkjenne familiemedlemmer som partnere
Etablere solide bånd: Helsepersonell må etablere et tillitsforhold til pårørende, anerkjenne deres viktige rolle og verdsette deres bidrag.

Alzheimeromsorg er et kollektivt ansvar. Ved aktivt å støtte familie og venner kan vi styrke omsorgskjeden rundt pasienten og sikre et kjærlig og omsorgsfullt miljø for alle.

Opplæring av familier og bevisstgjøring

Når noen får diagnosen Alzheimers sykdom, sender det sjokkbølger gjennom ikke bare livet til den som er rammet, men også til hele familien. Frykt, usikkerhet og mangel på kunnskap kan fort bli de pårørendes daglige følgesvenn. I denne sammenhengen er det viktig å informere og øke bevisstheten blant familiene.

Å forstå Alzheimers sykdom er mer enn bare å kjenne til symptomene eller forutse sykdomsutviklingen. Det handler først og fremst om å forstå den dyptgripende omveltningen sykdommen fører til i hverdagen til pasientene og deres familier. Det er viktig å dekonstruere forutinntatte meninger, avmystifisere sykdommen og hjelpe folk til å forstå at en persons identitet og verdighet består til tross for endringene.

Hver familie har sin egen historie, dynamikk, styrker og svakheter. Ved å øke bevisstheten og utdanne hver enkelt familie i henhold til deres behov, gir vi dem de verktøyene de trenger for å takle denne prøvelsen. Å lære seg å kommunisere med en person som lider av Alzheimers, innebærer å lære seg å kommunisere på en annen måte, fokusere på ikke-verbal kommunikasjon, se etter personen bak sykdommen og nyte øyeblikkene med klarhet.

Men denne opplæringen ville ikke være komplett uten å forberede familiene på de ulike stadiene av sykdommen. Forutsigbarhet er avgjørende for at de skal kunne tilpasse seg bedre. Selv om hver enkelt pasients opplevelse av sykdommen kan være forskjellig, finnes det visse referansepunkter som familiene kan bruke til å forberede seg, tilpasse tilnærmingen sin og få bedre støtte til den de er glad i.
Bevisstgjøring og opplæring av familiene innebærer også å minne dem på at de ikke er alene. Å utveksle erfaringer med andre familier, bli med i støttegrupper og delta i workshops kan være livreddende i denne omtumlende situasjonen. Solidaritet, erfaringsutveksling og gjensidig støtte er et bolverk mot isolasjon og utmattelse.

Å informere og bevisstgjøre familiene om Alzheimers sykdom betyr kort sagt å nå ut til dem, følge dem på denne kronglete veien og minne dem på at kjærlighet, tålmodighet og forståelse er de viktigste pilarene å bygge på, til tross for prøvelsene.

Håndtering av forventninger og familiens følelser

Å håndtere forventningene og følelsene til familier som står overfor Alzheimers sykdom, er en av de vanskeligste og viktigste aspektene ved pasientstøtte. Det følelsesmessige kaoset som skapes av diagnosen, og deretter av sykdomsutviklingen, krever en varsom og forståelsesfull tilnærming som søker å forankre familiene i en virkelighet de kan forstå og påvirke.

Når Alzheimers sykdom diagnostiseres, bryter den ofte inn i familiens liv som en uvelkommen inntrenger. Den fører med seg frykt og engstelse, og noen ganger også overdrevne forventninger til hvordan sykdommen vil utvikle seg eller til mulige behandlinger. I sin søken etter svar kan familiene pendle mellom fornektelse, håp om en mirakelkur og resignasjon.

Å håndtere disse forventningene betyr ikke å kvele håpet, men å kanalisere det i konstruktive retninger. Det innebærer å gi familiene klar og saklig informasjon om hva de faktisk kan forvente seg av sykdomsutviklingen og de tilgjengelige behandlingene. Selv om denne klarheten kan være smertefull i begynnelsen, har den den fordelen at den skaper et stabilt fundament som familiene kan bygge sin motstandskraft på.

I tillegg til å håndtere forventningene er det en like kompleks oppgave å navigere i en virvelvind av følelser. Sinne, tristhet, skyldfølelse, fortvilelse og frustrasjon er bare noen av følelsene som de som står en person med Alzheimers sykdom nær, kan kjenne på. Selv om disse følelsene er naturlige, kan de noen ganger bli til hindringer hvis de ikke anerkjennes, aksepteres og håndteres.

Det er derfor viktig å ha steder der familier kan uttrykke sine følelser uten å bli dømt. Enten det er i form av individuell terapi, støttegrupper eller kreative verksteder, tilbyr disse stedene et friskt pust, et sted der man kan dele og lytte.

I tillegg er det viktig å styrke kommunikasjonen innad i familien. Ved å oppmuntre til dialog mellom familiemedlemmene får de ikke bare mulighet til å uttrykke sine egne følelser, men også til å forstå andres, noe som skaper solidaritet i møte med motgang.

Til syvende og sist gir vi familiene mulighet til å gjøre det beste ut av denne prøvelsen ved å håndtere forventningene og følelsene deres sammen. På den måten minner vi dem om at det midt i stormen alltid finnes øyeblikk av pusterom, øyeblikk av glede som kan gripes og verdsettes, selv i skyggen av Alzheimers sykdom.

Kapittel 8

TA VARE PÅ DEG SELV SOM SYKEPLEIER

Gjenkjenne og håndtere utbrenthet

Det er viktig å gjenkjenne og håndtere utbrenthet blant pårørende til personer med Alzheimers sykdom. Dette utbrenthetssyndromet, som kjennetegnes av dyp utmattelse, svekket selvtillit og distansering fra arbeidet eller personene som pleies, kan ramme alle som har en omsorgsrolle, enten de er profesjonelle eller pårørende.

Å ta seg av en person med Alzheimers sykdom innebærer total dedikasjon. Dagene er like, avbrutt av rutiner, behov og kriser. Nettene kan være korte, avbrutt av plutselige oppvåkninger. Den følelsesmessige utfordringen er stor: Det kan være hjerteskjærende å se en av sine nærmeste glemme, miste seg selv og forandre seg. I denne sammenhengen er utbrenthet rett rundt hjørnet.

Det første steget i håndteringen av utbrenthet er å gjenkjenne faresignalene. Vedvarende utmattelse, økende irritabilitet, en følelse av å være overveldet, tap av interesse for aktiviteter man tidligere likte, eller en tendens til å isolere seg, kan være varselsignaler.

Håndtering av utbrenthet krever bevissthet og proaktive tiltak. Det er grunnleggende å akseptere at du som pårørende ikke er ufeilbarlig. Det er viktig å sette av tid til å ta en pause og puste, om enn bare en kort stund. Ta deg tid til deg selv, enten du gjør noe du liker, hviler, mediterer eller bare går en tur. Det er når du lader opp batteriene at du finner energi til å fortsette å støtte den du er glad i.

De rundt deg har en viktig rolle å spille. Å dele på ansvaret, sette opp en stafett eller rett og slett anerkjenne innsatsen som gjøres, kan være et friskt pust for omsorgspersonen. Kommunikasjon er viktig: snakk om følelser og begrensninger, og gi uttrykk for behovene dine.

Det er også nyttig å søke støtte utenfor familien. Støttegrupper, terapeuter eller spesialiserte coacher kan gi et perspektiv utenfra, skreddersydde råd og rom for å uttrykke frustrasjoner og følelser.

Utdanning og opplæring kan også spille en forebyggende rolle. Forståelse av sykdommen, dens stadier, pleie- og kommunikasjonsteknikker kan bidra til at pårørende føler seg bedre rustet og mindre overveldet.

Til slutt er det viktig å huske at det å ta vare på seg selv ikke er et tegn på egoisme. Tvert imot, det er ved å være gode mot oss selv at vi kan være fullt og helt til stede for andre. I møte med utbrenthet gjelder det å finne en balanse mellom å gi og å ta imot, mellom forpliktelse og fornyelse.

Betydningen av tilsyn og støtte fra likemenn

Omsorg for personer med Alzheimers sykdom, med sine spesifikke utfordringer og emosjonelle krav, understreker hvor viktig det er med veiledning og kollegastøtte. Disse to elementene spiller en nøkkelrolle for pleiernes velvære, enten det er snakk om fagpersoner eller pårørende, og bidrar til å sikre kvalitet i omsorgen for pasientene.

Veiledning, som ofte gis av erfarne fagpersoner, gir rom for refleksjon, analyse og evaluering av praksis. I forbindelse med Alzheimers sykdom gir det pleierne mulighet til å undersøke sine handlinger, følelsesmessige reaksjoner og valg i en ofte kompleks situasjon. Veiledning er en ideell anledning til å ta et skritt tilbake, tilegne seg nye ferdigheter og sikre at tiltakene er i tråd med beste praksis på området.

Likemannsstøtte utgjør en supplerende dimensjon. I disse gruppene kan pårørende dele erfaringer, suksesser, utfordringer og bekymringer med andre i samme situasjon. Denne profesjonelle eller familiære solidariteten bidrar til å bryte isolasjonen som noen ganger kan oppstå når man står overfor Alzheimers sykdom. Likemenn kan bidra med råd, strategier eller rett og slett et empatisk øre.

I tillegg til enkel diskusjon er likemannsstøtte også et sted for anerkjennelse. I en hektisk hverdag er det en sterk motivasjonsfaktor å se at andres innsats og engasjement blir anerkjent. Det er også et sted der man kan uttrykke, bli hørt og forstått for følelser som ofte er innestengt på jobb eller hjemme.

Dessuten fører disse utvekslingene ofte til at vi oppdager tips, teknikker eller ressurser som vi ikke visste fantes. Kollegaer er, gjennom sin erfaring, en gullgruve av praktisk informasjon og innovative tilnærminger.

Betydningen av veiledning og kollegastøtte kan ikke undervurderes. Begge deler bidrar til å forebygge faglig og emosjonell utbrenthet, sikre kvalitet i pleien og styrke følelsen av å tilhøre et fellesskap, enten det dreier seg om profesjonelle eller pårørende. På den ofte kronglete reisen som Alzheimeromsorgen er, er veiledning og likemannsstøtte som fyrtårn som veileder og støtter pleierne hele veien.

Avspenningsteknikker og stressmestring

Med de unike utfordringene det innebærer å ta seg av pasienter med Alzheimers sykdom, er teknikker for avspenning og stressmestring i ferd med å bli viktige verktøy for pleiernes velvære. Disse teknikkene er ikke bare nyttige for pleierne, men kan også tilpasses for å hjelpe pasientene selv med å håndtere angst og anspenthet.

- **Dyp pusting:** Grunnlaget for mange avspenningsteknikker. Den består i å puste dypt inn gjennom nesen, holde pusten et øyeblikk og deretter puste langsomt ut gjennom munnen. Denne enkle metoden reduserer hjertefrekvensen og senker blodtrykket raskt.
- **Meditasjon og mindfulness:** Disse teknikkene oppmuntrer folk til å rette oppmerksomheten mot øyeblikket. For pårørende kan noen minutters meditasjon om dagen bidra til å redusere stress. For pasienter kan mindfulness, tilpasset deres kognitive kapasitet, hjelpe dem med å få kontakt med omgivelsene og redusere angst.
- **Visualiseringsøvelser:** Å projisere seg selv mentalt til et beroligende sted, for eksempel en strand eller en hage, kan gi et pusterom fra hverdagens stress.
- **Muskelavspenningsteknikker:** Disse metodene innebærer at man bevisst spenner og deretter slapper av i ulike muskelgrupper i kroppen. De er spesielt effektive for å lindre fysiske spenninger.
- **Yoga og tai chi:** Disse treningsformene kombinerer bevegelse, pust og meditasjon. De er utmerkede for å styrke kroppen, roe ned sinnet og håndtere stress. Pasienter kan dessuten få tilbud om tilpassede versjoner som fremmer bevegelighet og velvære.
- **Takknemlighetsdagbok: Hvis** du tar deg tid hver dag til å skrive ned hva du er takknemlig for, kan det endre perspektivet ditt på utfordringene du står overfor og gjøre deg mer positiv.
- **Biofeedback-teknikker:** Ved hjelp av spesialutstyr lærer du å kontrollere visse fysiologiske funksjoner, for eksempel hjertefrekvensen, for å håndtere stress.

- **Kunst- og musikkterapi:** Å uttrykke seg gjennom kunst eller lytte til beroligende musikk er gode måter for pleiere og pasienter å slappe av på.
- **Friluftsliv:** Naturen har en beroligende effekt. Å gå en tur, lytte til fuglesang eller betrakte landskapet kan være en kilde til dyp avslapning.
- **Sette grenser: Det** er viktig å kunne si nei, delegere visse oppgaver og ta seg tid til seg selv for å unngå utbrenthet.

Det er viktig at pleierne husker at det å ta seg tid til å ta vare på seg selv ikke er en luksus, men en nødvendighet. Ved å ta vare på seg selv vil de være bedre rustet til å gi best mulig omsorg til pasientene. Avslapnings- og stressmestringsteknikker er verdifulle verktøy i det kontinuerlige arbeidet med å oppnå balanse og velvære.

Kapittel 9

CASESTUDIER: HISTORIER FRA VIRKELIGHETEN PÅ ALZHEIMERS AVDELINGER

Motstandsdyktighet i møte med fremskrittet sykdommen

Alzheimers sykdom er en prøvelse, ikke bare for pasientene selv, men også for pleierne og familiene rundt dem. Sykdommens progresjon, med økende utfordringer og påfølgende tap, krever en bemerkelsesverdig indre styrke for å holde ut. Motstandsdyktighet er evnen til å møte motgang, tilpasse seg og fortsette til tross for hindringene. Det er en viktig egenskap i møte med utviklingen av Alzheimers sykdom.

Utviklingen av motstandsdyktighet :
- **Erkjenn virkeligheten**: Det første skrittet er å akseptere diagnosen og innse at sykdommen er en realitet. Det betyr ikke å gi opp håpet, men å forstå situasjonen slik at du kan håndtere den proaktivt.
- **Søk støtte**: Det er viktig å omgi seg med et sterkt team, enten det er helsepersonell, støttegrupper, venner eller familie. Å dele følelser, utfordringer og suksesser bygger motstandskraft.
- **Å finne mening**: Å forstå at man til tross for sykdommen fortsatt er unik og verdifull, kan bidra til å finne mening i prosessen. Dette kan også innebære å engasjere seg i å øke bevisstheten om sykdommen eller i forskning.
- **Feire små seire**: Etter hvert som sykdommen utvikler seg, er det viktig å feire hvert eneste øyeblikk av glede, hvert eneste felles minne og hver eneste latter. Disse øyeblikkene blir ankere som styrker motstandskraften.
- **Ta vare på seg selv**: Pårørende må ta vare på seg selv, både fysisk og følelsesmessig. Dette innebærer blant annet å ta seg tid til seg selv, håndtere stress og finne meningsfulle aktiviteter utenom omsorgsarbeidet.

- **Utdanning og informasjon**: Å forstå sykdommen, symptomene og behandlingene kan bidra til at du føler at du har mer kontroll. Utdanning er et kraftfullt verktøy for motstandsdyktighet.
- **Tilpasningsevne**: Etter hvert som sykdommen utvikler seg, er det viktig å være fleksibel og tilpasse seg den nye virkeligheten. Det kan bety at man må revurdere rutiner, tilpasse omgivelsene eller endre forventningene.
- **Opprettholde en menneskelig kontakt**: Det er viktig å holde kontakten med pasienten, selv når kommunikasjonen blir vanskelig. Kjærlige gester, musikk eller bare det å være til stede kan overskride sykdommens barrierer.

Motstandsdyktighet i møte med utviklingen av Alzheimers sykdom er ikke en lineær vei, men snarere en reise med oppturer og nedturer. Den er drevet av kjærlighet, besluttsomhet, støtte og evnen til å finne lys selv i de mørkeste øyeblikkene. I tillegg til utfordringene er det et vitnesbyrd om menneskets utrolige styrke.

Navigere gjennom kommunikasjonens kompleksitet

Å navigere i den komplekse kommunikasjonen med en Alzheimerpasient krever både tålmodighet og en skreddersydd tilnærming. Sykdommen, med sine degenerative effekter på kognitive evner, kan gjøre kommunikasjon vanskelig, men ikke umulig. Å forstå denne kompleksiteten er avgjørende for å opprettholde en menneskelig kontakt med pasienten gjennom hele sykdomsforløpet.

Utfordringene ved å kommunisere med personer med Alzheimers sykdom:

- **Språkforstyrrelser**: Pasientene kan ha problemer med å finne de riktige ordene, danne hele setninger eller følge med i en samtale.
- **Hukommelsesproblemer**: Hyppig glemsomhet, problemer med å gjenkjenne kjente ansikter eller å huske nylige hendelser kan vanskeliggjøre kommunikasjonen.
- **Persepsjonsvansker**: Problemer som feiltolkning av ikke-verbale signaler eller økt følsomhet for støy kan forstyrre kommunikasjonen.

Strategier for effektiv kommunikasjon :

- **Enkelhet og klarhet**: Bruk korte setninger, enkle ord og snakk sakte. Forsikre deg om at budskapet ditt er forstått før du går videre til neste.
- **Hold en positiv tone**: En varm tone, en tålmodig holdning og øyekontakt kan gjøre kommunikasjonen mer tilgjengelig.
- **Unngå distraksjoner**: Minimer bakgrunnsstøy, slå av TV-en og sørg for at du har pasientens oppmerksomhet før du snakker.
- **Bruk ikke-verbalt språk**: Gester, ansiktsuttrykk og berøring kan formidle like mye eller mer enn ord.
- **Bekreft og trøst**: Hvis pasienten er forvirret eller engstelig, er det ofte bedre å bekrefte pasientens følelser enn å korrigere dem.
- **Bruk visuelle hjelpemidler**: Bilder, gjenstander eller hukommelseshjelpemidler kan gjøre kommunikasjonen enklere.
- **Gjenta eller omformuler om nødvendig**: Hvis pasienten ikke forstår, kan du prøve å omformulere i stedet for å gjenta nøyaktig samme setning.
- **Oppmuntre til enkle valg**: I stedet for å stille et åpent spørsmål, kan du tilby to valgmuligheter for å gjøre avgjørelsen enklere.

- **Lytt med tålmodighet**: Selv om talen er uorganisert, er det å lytte en gest av respekt og medfølelse.

Forutse og tilpasse seg endringer :
Etter hvert som sykdommen utvikler seg, kan kommunikasjonen bli stadig vanskeligere. Det er viktig å være fleksibel, tilpasse metodene og akseptere at enkel tilstedeværelse og fysisk kontakt noen ganger kan være den mest effektive formen for kommunikasjon.

Å navigere i kommunikasjonens kompleksitet i forbindelse med Alzheimers sykdom er like mye en kunst som en vitenskap. Det er en reise med kontinuerlig læring, og hver pasient gir oss en unik leksjon i menneskelig kontakt og viktigheten av tålmodighet, forståelse og kjærlighet.

Kjærlighet og medfølelse i hjertet av omsorgen

Kjærlighet og medfølelse er mye mer enn bare følelser eller gester. I forbindelse med pleie av personer med Alzheimers sykdom blir disse to elementene hjørnesteinen i en terapeutisk tilnærming som går lenger enn medisinering eller kliniske intervensjoner. De er selve substansen som knytter båndet mellom pleier og pasient, og gir et glimt av menneskelighet i et landskap som ofte er formørket av sykdommen.

Kjærlighet som fundament :
Utover den tradisjonelle definisjonen er kjærlighet i denne sammenhengen en dyp verdsettelse av den andres menneskelighet, en anerkjennelse av deres egenverdi. Alzheimerpasienter er, til tross for at de har mistet visse evner, fortsatt mennesker med ønsker, minner og en historie. Å elske disse pasientene betyr å anerkjenne deres

individualitet og verdighet, selv når de ikke lenger kan gjøre det selv.

Medfølelse som omsorgsmetode :
Medfølelse er en empatisk reaksjon på andres lidelse. Det krever at omsorgspersonen setter seg inn i pasientens situasjon, føler hva pasienten føler og handler deretter. I øyeblikk av forvirring eller nød kan en medfølende handling lindre, berolige og trøste.

Konkrete fordeler:

- **Redusert angst**: En kjærlig og medfølende tilnærming beroliger pasientene og reduserer angsten som ofte er forbundet med sykdom.
- **Kognitiv stimulering**: Et varmt og kjærlig miljø kan ha en positiv effekt på kognisjon og oppmuntre til øyeblikk av klarhet og kontakt.
- **Bedre fysisk pleie**: En omsorgsfull tilnærming gjør medisinske prosedyrer og daglige rutiner enklere å håndtere for pasienten.

For omsorgspersoner:
Medfølelse og kjærlighet er like nyttig for omsorgspersonen. De gir dyp mening til arbeidet de gjør, styrker båndene og gir energi i ellers utmattende perioder.
Det er imidlertid ikke uten utfordringer å påta seg et så følelsesmessig intenst Det .engasjement kan være høy risiko for utbrenthet, tristhet over sykdomsutviklingen eller vanskeligheter med å håndtere følelser.
Behovet for balanse :

Det er avgjørende for pårørende å finne en balanse. Det innebærer å tillate seg selv pauser, søke støtte og anerkjenne egne følelser og behov. Medfølelse med seg selv er like viktig som medfølelse med pasientene.

Kjærlighet og medfølelse kan, når de integreres i hjertet av Alzheimers-omsorgen, forandre opplevelsen av sykdommen for alle involverte. De er en påminnelse om at det bak symptomene, medisinene og utfordringene finnes et menneske som fortjener respekt, verdighet og kjærlighet. I dette hellige rommet av omsorg kan øyeblikk av skjønnhet, glede og medmenneskelighet blomstre, selv midt i forfall og tap.

Kapittel 10

ETISKE OG JURIDISKE ASPEKTER

Alzheimerpasienters rettigheter

Rettighetene til Alzheimers-pasienter er av avgjørende betydning. Selv om deres kognitive evner svekkes, har de de samme grunnleggende rettighetene som alle andre mennesker. På grunn av sykdommens progredierende og svekkende karakter kan de imidlertid ha behov for et mer kraftfullt forsvar av sine rettigheter.

Anerkjennelse av individualitet :
Hver alzheimerpasient er først og fremst et individ, med sin egen historie, sine egne verdier, ønsker og behov. Til tross for sykdommen må deres individualitet alltid respekteres og anerkjennes.

Retten til verdig og respektfull omsorg:
- **Kvalitetspleie**: Alzheimers-pasienter har rett til å motta pleie som er tilpasset deres behov, som respekterer deres preferanser og som gis av opplært og kompetent fagpersonell.
-   **Beskyttelse mot overgrep**: Som alle andre sårbare personer har de rett til å bli beskyttet mot enhver form for overgrep, enten det er fysisk, følelsesmessig, økonomisk eller annet.

Deltakelse i beslutningsprosesser :
Selv med reduserte kognitive evner har pasienter rett til å bli informert og, så langt det er mulig, til å delta i beslutninger om pleie, behandling og dagligliv.

Rett til privatliv og konfidensialitet :
Alzheimerspasienters personvern må respekteres, enten det gjelder medisinske opplysninger, fysisk intimitet eller personlig kommunikasjon.

Tilgang til egnede terapier og behandlinger:
Dette omfatter ikke bare medisinsk behandling, men også ikke-farmakologiske tiltak som kunst- og musikkterapi og kognitiv stimulering.

Retten til å bo i et trygt og stimulerende miljø:
Alzheimers-pasienter har rett til å bo i trygge omgivelser der risikoen for fall, vandring eller andre farer er minimert, samtidig som de kan dra nytte av stimulerende aktiviteter som er tilpasset deres evner.

Rett til informasjon :
Pasienter og pårørende har rett til å bli informert om sykdommen, dens utvikling, behandlingsalternativer og tilgjengelige ressurser.

Anerkjennelse og respekt for forhåndsdirektiver:
Hvis en pasient har utarbeidet forhåndsdirektiver eller oppnevnt en fullmektig i tilfelle inhabilitet, må disse valgene respekteres og følges.

Rett til ikke-diskriminering :
Selv om Alzheimers sykdom påvirker kognisjonen, bør det ikke være en grunn til å forskjellsbehandle eller stigmatisere disse pasientene.

Alzheimerspasienters rettigheter gjenspeiler en personsentrert tilnærming som tar sikte på å sikre deres velvære og behandle dem med verdighet og respekt. Samtidig som vi erkjenner de utfordringene som sykdommen medfører, er det viktig at pleiere, familier og samfunnet generelt forsvarer disse rettighetene med kraft, slik at alle Alzheimerpasienter blir behandlet med den medmenneskelighet og omtanke de fortjener.

Medisinsk beslutningstaking og informert samtykke

Medisinsk beslutningstaking og informert samtykke står sentralt i moderne medisin, med vekt på respekt for individets autonomi og behovet for åpen kommunikasjon mellom pasient og helsepersonell. Men når det gjelder pasienter med Alzheimers sykdom, får disse begrepene en spesielt kompleks dimensjon.

Prinsippet om informert samtykke :
Informert samtykke er basert på ideen om at et individ har rett til å ta beslutninger om sin egen kropp og helse. Før ethvert medisinsk inngrep eller prosedyre må pasienten informeres grundig om risiko, fordeler, mulige alternativer og potensielle konsekvenser. Først etter å ha mottatt og forstått denne informasjonen kan pasienten gi informert samtykke.

Utfordringer knyttet til Alzheimers sykdom :
- **Nedsatt kognitiv kapasitet**: Alzheimerpasienter kan ha problemer med å forstå kompleks informasjon, veie fordeler og ulemper opp mot hverandre eller uttrykke sine preferanser tydelig.
- **Variabilitet i beslutningsevnen**: Evnen til å ta beslutninger kan variere avhengig av sykdomsstadium, tid på døgnet eller andre faktorer.

Tilnærminger til medisinsk beslutningstaking :
- **Vurdering av beslutningskompetanse**: Før man innhenter samtykke, er det viktig å vurdere pasientens evne til å forstå og ta beslutninger. Det finnes spesialiserte verktøy og vurderinger for dette formålet.
- **Involvering av familie og venner**: Hvis pasienten ikke er i stand til å gi informert samtykke, kan det være nødvendig å involvere familie og venner eller en fullmektig i beslutningsprosessen.

- **Forhåndsdirektiver**: Disse dokumentene, som utarbeides mens pasienten fortsatt er i full vigør, uttrykker pasientens ønsker om medisinsk pleie, inngrep og behandling i tilfelle fremtidig beslutningsudyktighet.
- **Forenklet kommunikasjon**: For å lette forståelsen kan det være nyttig å tilpasse språket, bruke visuelle hjelpemidler eller andre metoder for å presentere informasjonen klart og tydelig.

Helsepersonellets rolle :
Det er avgjørende at helsepersonell respekterer pasientens autonomi og samtidig sørger for pasientens sikkerhet og velvære. Dette kan kreve vanskelige diskusjoner, nøye lytting og oppmerksomhet på ikke-verbale signaler.

Medisinsk beslutningstaking og informert samtykke for pasienter med Alzheimers sykdom er komplekse prosesser som krever sensitivitet, tålmodighet og dyktighet. Selv om sykdommen kan svekke beslutningsevnen, er det viktig å respektere pasientens verdighet, rettigheter og ønsker. En personsentrert tilnærming, kombinert med tett samarbeid med pårørende og pleiere, kan gi en balansert og etisk måte å navigere i dette vanskelige farvannet på.

Håndtering av tilfeller av misbruk og uaktsomhet

Håndtering av tilfeller av overgrep og omsorgssvikt mot personer med Alzheimers sykdom er en delikat, presserende og viktig oppgave. På grunn av sin økte sårbarhet er disse personene ofte i fare for å bli utnyttet, misbrukt eller forsømt. Håndtering av dette temaet krever en kombinasjon av sensitivitet, faglig kompetanse og moralsk engasjement.

Typer av overgrep :
- **Fysisk mishandling:** Vold eller hardhendt behandling.
- **Emosjonelle overgrep**: Fornærmelser, ydmykelser, trusler eller isolasjon.
- **Seksuelt misbruk:** Enhver seksuell handling uten samtykke.
- **Økonomisk misbruk**: Økonomisk utnyttelse, tyveri eller underslag av midler.
- **Omsorgssvikt**: Unnlatelse av å gi grunnleggende omsorg, for eksempel mat, hygiene eller medisinering.

Gjenkjenne tegnene :
Helsepersonell, spesielt de som jobber på Alzheimeravdelinger, må være opplært til å gjenkjenne subtile tegn på overgrep eller omsorgssvikt. Det kan være uforklarlige atferdsendringer, tilbakevendende skader, tegn på emosjonell nød eller isolasjon, økonomiske avvik eller sviktende helse uten noen åpenbar medisinsk årsak.

Intervensjonsprotokoller :
- **Nøyaktig dokumentasjon**: Det er viktig å dokumentere alle mistenkelige tegn eller symptomer i detalj, inkludert detaljerte beskrivelser, bilder om nødvendig og annen relevant informasjon.
- **Konfidensialitet:** Det er viktig å beskytte pasientens privatliv, bortsett fra i tilfeller med umiddelbar risiko.
- **Rapportering**: Ved begrunnet mistanke om misbruk eller forsømmelse skal det rapporteres til kompetente myndigheter.
- **Pasientstøtte**: Tilby et trygt miljø og psykologisk og medisinsk støtte som er skreddersydd for pasienten.

Forebygging :
- **Opplæring av personalet**: Alt helsepersonell bør få spesifikk opplæring i hvordan man gjenkjenner og håndterer overgrep og omsorgssvikt.

- **Regelmessige vurderinger**: Regelmessige vurderinger av pasientens fysiske og emosjonelle velvære kan bidra til å oppdage og forebygge overgrep.
- **Åpen kommunikasjon**: Å oppmuntre til åpen kommunikasjon mellom ansatte, pasienter og pårørende kan bidra til å forebygge eller avdekke overgrep.
- **Tydelige protokoller**: Standardiserte prosedyrer for håndtering av anklager om overgrep sikrer at sakene behandles raskt og effektivt.

Det er et stort ansvar for alt helsepersonell å håndtere overgrep og omsorgssvikt mot Alzheimers-pasienter. I tillegg til faglige ferdigheter krever det ekte medmenneskelighet, konstant årvåkenhet og et urokkelig engasjement for å beskytte og ivareta disse spesielt sårbare personene. Ethvert tilfelle av mishandling eller omsorgssvikt er en tragedie, men med riktig opplæring, bevissthet og effektive handlingsprotokoller kan disse hendelsene minimeres eller til og med elimineres.

Kapittel 11

ERNÆRING OG MATPLEIE

Ernæringsmessige utfordringer hos pasienter med Alzheimers sykdom

Ernæring spiller en avgjørende rolle for den enkeltes generelle velvære. For personer med Alzheimers sykdom kan det være utfordrende å opprettholde et balansert kosthold. Kognitive, atferdsmessige og fysiologiske endringer i forbindelse med sykdommen kan forstyrre et adekvat kostholdsinntak, og det er viktig å gjenkjenne og håndtere disse utfordringene for å støtte pasientens helse og livskvalitet.

Endringer i persepsjon og preferanser :
Etter hvert som sykdommen utvikler seg, kan pasientene miste smaken for visse matvarer eller utvikle plutselige aversjoner. Disse endringene kan skyldes endringer i oppfatningen av smak og lukt. Matpreferansene kan også påvirkes av psykologiske eller emosjonelle faktorer, for eksempel angst eller depresjon.

Problemer med å tygge og svelge :
Pasientene kan ha problemer med å tygge eller svelge visse matvarer, noe som øker risikoen for kvelning eller underernæring. Dette kan skyldes tap av muskelkoordinasjon eller endringer i munnens struktur.

Redusert appetitt :
Noen Alzheimers-pasienter kan miste appetitten, enten som følge av selve sykdommen eller på grunn av foreskrevet medisinering. Dette kan føre til uønsket vekttap og ernæringsmangel.

Glemmer å spise:
Hukommelsestapet som er vanlig hos Alzheimers-pasienter, kan føre til at de glemmer å spise eller spiser flere ganger i den tro at de ikke har gjort det.

Atferdsvansker :
Atferd som uro, forvirring eller distraherbarhet kan gjøre det vanskelig å spise. I tillegg kan noen pasienter ha fikseringer eller tvangstanker knyttet til visse matvarer.

Mestringsstrategier :
- **Beroligende måltidsmiljø**: Å skape et rolig, distraksjonsfritt miljø kan bidra til at pasienten kan konsentrere seg om måltidet.
- **Kjent mat og favorittmat**: Å servere mat som pasienten kjenner igjen og liker, kan oppmuntre til matinntak.
- **Hjelp til måltider:** Noen pasienter kan trenge hjelp til å spise, enten det dreier seg om å skjære opp mat eller å bli guidet gjennom måltidet.
- **Kosttilskudd**: Hvis matinntaket er utilstrekkelig, kan kosttilskudd vurderes for å sikre tilstrekkelig inntak.
- **Regelmessig overvåking av vekt og ernæring**: Regelmessig overvåking av vekt, matinntak og nivåer av viktige næringsstoffer kan bidra til å identifisere eventuelle problemer på et tidlig tidspunkt.
- **Alternativ behandling**: Musikkterapi eller aromaterapi kan stimulere appetitten eller skape en atmosfære som gjør det lettere å spise.

For å håndtere ernæringsutfordringene hos Alzheimerpasienter kreves det en helhetlig tilnærming som tar hensyn til både de medisinske og psykososiale aspektene ved sykdommen. Gjennom nøye observasjon, fleksibilitet og tett samarbeid med ernæringsfysiologer, pleiere og pårørende er det mulig å overvinne disse hindringene og sikre optimal ernæring for pasientene gjennom hele sykdomsforløpet.

Teknikker for å oppmuntre til å spise og drikke

Å fremme ernæring og hydrering hos Alzheimer-pasienter er viktig for å opprettholde deres fysiske helse, forebygge medisinske komplikasjoner og bidra til deres generelle velvære. Her er noen teknikker for å oppnå dette på en smidig og effektiv måte:

1. Skape det rette miljøet :
   - **Rolig atmosfære**: Reduser distraksjoner som TV eller radio under måltidene for å hjelpe pasienten til å konsentrere seg om å spise.
   - **Attraktiv oppdekking**: Presenter maten på en appetittvekkende måte, med varierte farger og oversiktlige tallerkener. Kontrasterende tallerkener kan hjelpe pasientene til å se maten tydeligere.
2. Tilpasning av matpreferanser :
   - **Kjent mat: Kjente** retter kan vekke pasientens interesse for mat og fremkalle hyggelige minner.
   - **Varierte konsistenser**: Hvis du har problemer med å tygge eller svelge, kan du prøve mykere eller moset mat. Smoothies og supper kan også være gode alternativer.
3. Å være til stede ved måltidene:
   - **Spise sammen**: Bare det å spise sammen kan oppmuntre pasienten til å spise.
   - **Manuell veiledning**: For mer avanserte pasienter kan det være nødvendig å føre hånden forsiktig for å hjelpe dem med å spise.
4. Delte måltider :
   - **Hyppige små måltider**: I stedet for tre store måltider kan du prøve å gi mindre porsjoner oftere i løpet av dagen.

5. Hydrering :
- **Regelmessige påminnelser**: Oppfordre pasientene til å drikke regelmessig, selv om de ikke føler seg tørste.
- **Et variert utvalg av drikke**: te, juice, supper, vann med smak eller smoothies kan gjøre det mer attraktivt å drikke.
- **Identifiser tegn på dehydrering**: Tørr hud, forvirring eller mørk urin kan være tegn på utilstrekkelig hydrering.

6. Forsterkningsteknikker :
- **Ros og oppmuntring**: Ros pasientens innsats, selv om den er minimal.
- **Involver pasienten**: La **pasienten være** med på å tilberede måltider eller velge mat, noe som kan stimulere interessen for mat.

7. Bruk av egnede verktøy:
- **Ergonomisk** bestikk: Tilpasset bestikk eller kopper med store håndtak kan gjøre det enklere å spise.
- **Sjekk temperaturen**: Sørg for at maten og drikken verken er for varm eller for kald.

8. Vær oppmerksom på ernæringsmessige behov :
- **Kosttilskudd**: Hvis matinntaket er utilstrekkelig, bør du diskutere med en ernæringsfysiolog om det er mulig å innføre kosttilskudd for å sikre næringsbehovet.
- **Oppdage mangler**: Regelmessige kontroller kan bidra til å **avdekke** eventuelle ernæringsmessige mangler på et tidlig stadium.

Ernæring og hydrering er grunnleggende elementer i pleien av Alzheimerpasienter. En tålmodig, kreativ og medfølende tilnærming kan utgjøre en stor forskjell for pasientens velvære. Ved å ta hensyn til pasientens unike behov, tilpasse teknikker og samarbeide med helsepersonell kan pleierne løse ernæringsmessige utfordringer og sikre optimal pleie.

Håndtering av svelgevansker og ambisjoner

Dysfagi, eller svelgevansker, er en vanlig tilstand hos personer med Alzheimers sykdom og andre former for demens. Riktig håndtering av disse problemene er avgjørende for å forebygge komplikasjoner som underernæring, dehydrering og særlig aspirasjon, som kan føre til lungebetennelse.

Gjenkjenne symptomer:
- **Hoste eller sette** mat eller drikke i **halsen.**
- **Endring i stemmen** etter å ha drukket eller spist (våt eller utydelig stemme).
- **Tilbakeholdelse av mat i** munnen eller problemer med å begynne å svelge.
- Uforklarlig **vekttap** og redusert appetitt.

Strategier for håndtering av dysfagi:
- **Profesjonell konsultasjon**: Det er viktig å få en vurdering av en logoped, som kan gi konkrete råd om håndtering av dysfagi.
- Endring i matens konsistens :
  - Purert eller hakket mat for å gjøre det lettere å svelge.
  - Bruk om nødvendig fortykningsmiddel i væsker.
- Passende stilling under og etter måltidene:
  - Sørg for at pasienten sitter oppreist i 90 graders vinkel under måltidene.
  - Unngå å legge pasienten i seng umiddelbart etter at han/hun har spist eller drukket.

- Svelgeteknikker :
    - Oppmuntre til å svelge flere ganger for å sikre at all maten er svelget.
    - Bruk teknikker som for eksempel hakesvelging (hodet på skrå nedover) for å beskytte luftveiene.
- **Nøye overvåking**: Vær oppmerksom på tegn på aspirasjon, for eksempel hoste, endringer i hudfarge eller tungpustethet.
- **God munnhygiene**: Matrester i munnen kan aspireres senere, så det er viktig å sørge for at munnen er ren etter måltidene.

Forebygging av aspirasjon:
- **Regelmessig overvåking**: Kontroller regelmessig pasientens lungetilstand og lytt til pusten.
- **Unngå distraksjoner**: Måltidene bør foregå i rolige omgivelser slik at pasienten kan konsentrere seg om å svelge.
- **Ta hyppige pauser**: La pasienten få puste mellom munnfullene eller slurkene.
- **Rådfør deg med jevne mellomrom**: Regelmessige vurderinger av fagfolk kan bidra til å identifisere og korrigere problemer før de blir alvorlige.

Dysfagi og risiko for aspirasjon er alvorlige utfordringer for personer med Alzheimers sykdom. Proaktiv og informert behandling kan forebygge alvorlige komplikasjoner. Med riktig opplæring, konstant årvåkenhet og profesjonell støtte kan pleierne gi pasientene trygg og effektiv pleie, samtidig som de kan nyte måltidene sine.

Kapittel 12

MOBILISERING OG FALLFOREBYGGING

Forstå risikoen for fallulykker hos pasienter med Alzheimers sykdom

Fall er et stort problem for eldre, og i enda større grad for personer med Alzheimers sykdom. Kognitiv svikt, sensoriske og motoriske endringer samt medisinering kan øke risikoen for fall hos disse pasientene. Det er viktig å forstå og minimere disse risikoene for å ivareta pasientsikkerheten.

Risikofaktorer :
- **Gang- og balanseproblemer**: Etter hvert som sykdommen utvikler seg, kan pasientens motoriske funksjoner svekkes, noe som gjør det vanskelig å gå og holde balansen.
- **Synsforstyrrelser**: Visuell persepsjon kan påvirkes, noe som kan gjøre det vanskelig å skille ut hindringer, kanter eller endringer i bakkenivå.
- **Forvirring og desorientering**: Pasientene kjenner kanskje ikke igjen omgivelsene, prøver å stå opp om natten eller har hallusinasjoner som får dem til å bevege seg plutselig.
- **Bivirkninger av medisiner**: Noen medisiner, særlig mot angst, depresjon eller søvnforstyrrelser, kan forårsake svimmelhet eller blodtrykksfall.
- **Miljømessige hindringer**: Dårlig plasserte møbler, elektriske ledninger, tepper og manglende belysning kan alle bidra til fall.

Strategier for forebygging :
- **Regelmessig vurdering**: Det er viktig å jevnlig vurdere pasientens motoriske ferdigheter og omgivelsene for å identifisere potensielle risikoer.
- Sikkerhet i hjemmet :
    - Fjern hindringer fra bakken.
    - Installer støttehåndtak på badet og ved sengen.

- Bruk sklisikre matter.
- Sørg for tilstrekkelig belysning, spesielt om natten.
- Velg egnet fottøy med god støtte og sklisikre såler.
- **Regelmessig mosjon**: Oppmuntre pasientene til å gjøre skånsomme øvelser som turgåing eller tai chi, noe som kan forbedre balansen og muskelstyrken.
- Legemiddelgjennomgang: Samarbeid med lege for å sikre at foreskrevet medisinering ikke unødvendig øker risikoen for fall.
- **Opplæring og bevisstgjøring**: Opplær pleiere og familiemedlemmer i å gjenkjenne risikoen for fall og gripe inn deretter.

Fall blant Alzheimers-pasienter er ikke uunngåelig. Ved å forstå risikoen og iverksette forebyggende tiltak kan antallet hendelser reduseres betraktelig. Det er en prosess som krever konstant oppmerksomhet, kontinuerlig vurdering og tett samarbeid mellom pleiere, helsepersonell og pårørende for å sikre pasientens sikkerhet.

Hensiktsmessige mobiliseringsteknikker

Mobilisering av Alzheimer-pasienter krever spesiell oppmerksomhet, ikke bare på grunn av de fysiske utfordringene, men også på grunn av de kognitive. Sykdommen kan svekke pasientens persepsjon, evne til å følge instruksjoner og motoriske koordinasjon. Mobiliseringsteknikker må derfor tilpasses for å ivareta pasientens sikkerhet og komfort, samtidig som pasientens verdighet respekteres.

Generelle prinsipper for mobilisering :
Kommunikasjon: Snakk forsiktig og tydelig med pasienten før mobilisering og forklar hva du skal gjøre.

- **Rolig tilnærming**: Plutselige eller uventede bevegelser kan forårsake angst eller motstand.
- **Sikkerhet først**: Sørg for at omgivelsene er trygge, med sklisikre overflater og uten hindringer.

Spesifikke teknikker :
- Forflytning fra seng til stol :
  - Bruk skyveark eller overføringsplater om nødvendig.
  - Sørg for at pasienten sitter på sengekanten med føttene godt plantet på gulvet før du reiser deg opp.
  - Gi støtte under armene og sørg for at de er i stand til å bære vekten før du flytter dem helt.
- Vandring :
  - Hvis pasienten er ustabil, kan du bruke et gåbelte eller en rullator.
  - Gå ved siden av dem, litt bakover, klar til å gi støtte.
  - Oppmuntre til langsomme, rolige skritt og unngå ujevnt underlag.
- Passiv mobilisering :
  - Når pasienten er sengeliggende og ikke er i stand til å bevege seg på egen hånd, bør du utføre passive bevegelser for å unngå stive ledd.
  - Støtt lemmen forsiktig og beveg den gjennom sitt normale bevegelsesområde.
- Bruk av hjelpemidler :
  - Mekaniske personløftere kan brukes til pasienter som ikke er i stand til å bære sin egen vekt.
  - Sørg for at stroppene sitter godt fast og at pasienten er komfortabel under prosessen.
- Hygiene og personlig pleie :
  - Når du hjelper pasienten med personlig pleie, må du sørge for at han eller hun får god støtte.

Bruk for eksempel en dusjstol med sklisikre føtter når du bader.

Punkter å ta hensyn til:
- Smerter kan påvirke evnen til å mobilisere. Sørg for at pasienten har det komfortabelt, og vurder smertestillende om nødvendig.
- Vurder regelmessig pasientens evne til å mobilisere og tilpass teknikkene deretter.
- Involver pasienten så mye som mulig, og oppmuntre dem til å hjelpe til så godt de kan.
- Sørg for at alle ansatte får opplæring i egnede mobiliseringsteknikker.

Mobilisering av Alzheimer-pasienter kan være utfordrende, men med riktig tilnærming kan det gjøres trygt og effektivt. Mobilisering er en viktig del av omsorgen for disse pasientene og bidrar til å forebygge komplikasjoner som trykksår og tap av muskelstyrke, samtidig som det fremmer det generelle velværet.

Sikkerhetsfunksjoner og utstyr

Når man arbeider med Alzheimer-pasienter, er sikkerhet en absolutt prioritet. Disse pasientene kan ha uforutsigbar atferd, redusert fareoppfattelse og nedsatt retningssans. Det er derfor viktig å skape et trygt og hensiktsmessig miljø for å forebygge ulykker og fremme trivsel.

Generell innredning :
- **Belysning**: God belysning er avgjørende for å forebygge fall. Bruk bevegelsesdetekterende lys som automatisk lyser opp områder når en person nærmer seg, for eksempel korridorer og baderom.
- **Gulv**: Unngå tepper, som kan skape hindringer. Velg heller sklisikre gulvbelegg, spesielt på badet.

- **Tydelig** skilting: Skilt med bilder kan hjelpe pasientene med å finne frem og identifisere rom, for eksempel toaletter eller eget soverom.
- **Håndtak**: Installer dem på baderom, toaletter og i nærheten av sengen for å lette mobiliseringen.
- **Overvåkningskameraer**: For å ivareta sikkerheten til høyrisikopasienter kan det i noen tilfeller installeres kameraer for å overvåke bevegelser og forebygge hendelser.

Spesifikke sikkerhetsanordninger :

- **Bevegelsesdetektorer**: Disse enhetene kan varsle personalet hvis en pasient forlater sengen eller rommet i løpet av natten.
- **Identifikasjonsarmbånd**: Disse kan utstyres med GPS-brikker for å lokalisere pasienter som kan gå seg vill.
- **Sikre dører**: Adgangskoder eller brikkesystemer kan forhindre at pasienter forlater rommet uten tilsyn.
- **Fallrisikoreduserende tiltak**: Dette omfatter lave senger, gulvmatter ved siden av sengen og sklisikkert fottøy.
- **Varslingssystemer**: Med ringeknapper eller bærbare enheter kan pasienter signalisere at de trenger hjelp.
- **Avrundede hjørner på møbler**: Dette kan forebygge skader ved fall.

Spesielle soner :

- **Sikre hager**: Et inngjerdet, overvåket uteområde gir pasientene mulighet til å nyte naturen i full trygghet.
- **Avslapningsrom**: Rolige, beroligende rom kan bidra til å håndtere uro og angst hos pasientene.

Utdanning og opplæring :
I tillegg til fysisk tilrettelegging bør personalet få opplæring i fallforebyggende teknikker, håndtering av vanskelig atferd

og håndtering av nødsituasjoner. Regelmessige simuleringer og påminnelser om sikkerhetsprosedyrer kan bidra til å sikre at pasientene er beskyttet.

Å skape et trygt miljø for Alzheimers-pasienter handler om mer enn bare å forebygge ulykker. Det bidrar til å skape en atmosfære der pasientene føler seg trygge, respektert og ivaretatt. Ved å implementere disse funksjonene og sikkerhetsinnretningene er det mulig å tilby omsorg av høy kvalitet og samtidig minimere risikoen.

Kapittel 13

DØDEN OG PALLIATIV BEHANDLING

En sensitiv tilnærming til livets sluttfase

Omsorgen for pasienter med langt fremskreden Alzheimers sykdom og livets sluttfase er en vanskelig periode som krever spesiell oppmerksomhet og sensitivitet. Det handler ikke bare om å sørge for at pasienten får riktig medisinsk behandling, men også om å ta hensyn til pasientens emosjonelle, psykologiske og åndelige behov. En sensitiv tilnærming til livets sluttfase krever medfølelse, empati og åpen kommunikasjon med pasienten, familien og pleieteamet.

1. Gjenkjenne tegnene på livets slutt:
Alzheimers-pasienter kan vise symptomer som kognitiv svekkelse, tap av matlyst, økende immobilitet, hyppige infeksjoner eller en generell forverring av helsen. Hvis man kjenner igjen disse tegnene, kan pleien forberedes og tilpasses bedre.

2. Kommunikasjon med familien :
Ha åpne og ærlige samtaler med familien om sykdomsforløpet, muligheter for palliativ behandling og pasientens ønsker for livets slutt. Sørg for å velge et passende tidspunkt, i rolige omgivelser, for disse følsomme samtalene.

3. Palliativ behandling :
Målet er å lindre smerter og andre ubehagelige symptomer, samtidig som man støtter pasientens emosjonelle og åndelige behov. Det legges vekt på livskvalitet snarere enn livslengde.

4. Respektere pasientens ønsker :
Hvis pasienten har utarbeidet forhåndsdirektiver eller en helsefullmakt, er det viktig at pasientens ønsker om medisinsk behandling, inngrep og livets sluttfase respekteres.

5. Emosjonell støtte :
Tilby regelmessige psykologiske støttesamtaler eller musikk- og kunstterapier for å hjelpe pasientene med å uttrykke følelser og finne ro.

6. Spiritualitet :
Hvis pasienten er religiøs eller åndelig, kan du inkludere praksiser eller ritualer som er viktige for ham eller henne, for eksempel bønn, meditasjon eller spesifikke ritualer.

7. Forberede seg på ettervirkningene :
Veilede familien gjennom sorgprosessen og hjelpe dem med å forutse og forstå følelsene de kan oppleve. Tilby ressurser som støttegrupper eller sorgrådgivere.

8. Avskjedsritualer :
La familien tilbringe tid sammen med pasienten, snakke med ham eller henne, holde ham eller henne i hånden eller lytte til favorittmusikken hans eller hennes. Disse øyeblikkene kan bidra til en avslutning.

En sensitiv tilnærming til livets sluttfase for Alzheimerpasienter er en kompleks prosess som ikke bare omfatter medisinske aspekter, men også følelser, åndelighet og menneskeverd. Det er en tid da medfølelse, respekt og empati får sin fulle betydning. Som helsepersonell er det viktig å veilede pasienten og familien på en varsom måte gjennom denne fasen og sørge for at alle deres behov blir respektert og ivaretatt.

Palliativ behandling spesifikt for Alzheimers-pasienter

Palliativ behandling spiller en viktig rolle i støtten til Alzheimers-pasienter, særlig i de fremskredne stadiene av sykdommen. Denne omsorgen begrenser seg ikke bare til å håndtere fysiske smerter, men omfatter også de psykologiske, sosiale og åndelige aspektene ved velvære. Målet er å forbedre pasientens livskvalitet og støtte de pårørende. For Alzheimers-pasienter har palliativ behandling spesielle egenskaper som gjenspeiler sykdommens kompleksitet.

1. Overordnet vurdering av behov :
Regelmessig vurdering av pasientens behov er avgjørende for å tilpasse behandlingen til sykdomsutviklingen. Dette omfatter vurdering av smerte (som ofte undervurderes eller feiltolkes hos disse pasientene), atferdssymptomer og ernæringsbehov.

2. Smertebehandling :
Nedsatt kommunikasjon gjør det vanskelig for pasienten å uttrykke sin smerte. Det er derfor viktig å bruke egnede smertemålingsskalaer og være oppmerksom på ikke-verbale tegn som uro, spisevegring eller tilbaketrekning.

3. Ikke-farmakologisk tilnærming :
I tillegg til medisinering kan komplementære behandlingsformer som musikkterapi, kunstterapi eller massasjeterapi bidra til å lindre symptomene og gi trøst.

4. Behandling av nevropsykiatriske symptomer :
Pasientene kan oppleve symptomer som uro, aggresjon eller depresjon. En kombinasjon av medikamentelle og ikke-medikamentelle metoder er ofte nødvendig for å håndtere disse symptomene.

5. Ernæringsmessig støtte :
Etter hvert som sykdommen utvikler seg, kan det oppstå problemer med ernæring. Regelmessig vurdering av ernæringsstatus, bruk av egnet mat eller enteral ernæring kan vurderes.

6. Hensiktsmessig kommunikasjon :
Kommunikasjonen må tilpasses behovene til pasienter som kan ha problemer med å forstå eller uttrykke seg. Enkel, tydelig og gjentagende kommunikasjon er å foretrekke.

7. Emosjonell og åndelig støtte :
Det er viktig å respektere pasientens tro og verdier. Bruk av feltprester, sjelesørgere eller andre åndelige fagpersoner kan være en verdifull støtte.

8. Støtte til familier :
Familier trenger ofte veiledning, opplæring og emosjonell støtte. Det er viktig å hjelpe dem med å forstå hva de kan forvente, tilby ressurser og støtte dem i sorgprosessen.

9. Planlegging av forhåndspleie:
Selv om det er vanskelig, er det viktig å diskutere pasientens ønsker om pleie med familien, særlig når det gjelder spørsmål som gjenoppliving, kunstig ernæring og sykehusinnleggelse.

10. Behandlingssted :
Avgjørelsen om hvor omsorgen skal gis (hjemme, på hospice, i en spesialenhet) må baseres på pasientens behov, familiens ønsker og tilgjengelige ressurser.

Palliativ behandling av Alzheimer-pasienter krever en helhetlig, individualisert og pasientsentrert tilnærming. Det krever et tett samarbeid mellom ulike typer helsepersonell for å sikre optimal omsorg for både pasienten og familien.

Støtte til familier i sorgsituasjoner

Alzheimers sykdom er en prøvelse som ofte varer i mange år, og i løpet av denne perioden opplever familiene suksessive tap, fra gradvis tap av kognitive evner til fysisk død. Sorgstøtte er en viktig del av omsorgen, og gjør det mulig for familiene å finne en viss grad av ro og gjenoppbygge livet etter tapet.

1. Forventet sorg:
Allerede før pasienten dør, opplever familien det som kalles "forventet sorg". De sørger over tapet av minnene, personligheten og evnene til sin kjære. Det er en kompleks prosess, fordi den er blandet med smerten ved å se den kjære flytte bort, samtidig som han eller hun fortsatt er fysisk til stede.

2. Anerkjennelse av det unike ved sorg:
Hver enkelt familie og hvert enkelt individ opplever sorg forskjellig. Det er viktig å anerkjenne dette, ikke dømme, og å gi støtte som er skreddersydd for hver enkelt situasjon.

3. Gi informasjon:
Forståelse av sykdomsprosessen, dens stadier og de følelsesmessige reaksjonene den skaper, kan hjelpe familiene til å håndtere sorgen bedre. Informasjonsmøter og åpne diskusjoner kan arrangeres med jevne mellomrom.

4. Tilby psykologisk støtte:
Individuell terapi eller gruppeterapi, ledet av fagpersoner, kan hjelpe familien med å uttrykke følelser, håndtere smerten og finne strategier for å komme videre.

5. Oppmuntre til støttegrupper:
Støttegrupper er et sted der familiene kan dele erfaringer, vanskeligheter og mestringsstrategier. Disse møtene forsterker følelsen av at de ikke er alene i møte med sykdommen.

6. Organisering av ritualer:
Ritualer, enten de er religiøse eller ikke, kan bidra til å gi mening til tapet, feire den avdødes liv og starte helbredelsesprosessen.

7. Oppmuntre til å uttrykke følelser:
Det er viktig å gi familiene mulighet til å uttrykke sine følelser, enten de er triste, sinte, skyldige eller noe annet. Det kan skje på mange måter: samtaler, skriving, kunst, musikk osv.

8. Forbered deg på fasen etter sorgen:
Det er viktig å støtte familiene i etterkant ved å hjelpe dem med å se for seg livet uten sin kjære, gjenvinne balansen og planlegge nye prosjekter eller aktiviteter.

Å støtte familier i sorg er en vanskelig prosess som krever lytting, medfølelse og ekspertise. Det er en prosess som ikke er begrenset til den umiddelbare tiden etter dødsfallet, men som strekker seg over lang tid. Å anerkjenne dybden i sorgen og tilby passende støtte bidrar til å lette familiens byrde og veilede dem på veien mot helbredelse.

Kapittel 14

TEKNOLOGISKE VERKTØY I ALZHEIMER-ENHETER

Bruk av teknologi
for å forbedre omsorgen

I en tid som domineres av teknologisk utvikling, er det naturlig å integrere disse innovasjonene i helsevesenet, og spesielt i behandlingen og omsorgen for pasienter som lider av Alzheimers sykdom. Disse teknologiene er langt fra bare gadgets, men kan føre til betydelige endringer, ikke bare i pasientenes liv, men også i livet til helsepersonell og pårørende.

1. Teknologier for assistanse og overvåking:
Utstyr som GPS-klokker kan bidra til å spore pasientenes bevegelser og minimere risikoen for at de vandrer av gårde. I tillegg kan man installere bevegelsessensorer og kameraer i hjemmet eller på pleieinstitusjoner for å overvåke pasientenes aktiviteter og ivareta deres sikkerhet.

2. Forbedret kommunikasjon:
Spesifikke applikasjoner er utviklet for å lette kommunikasjonen mellom pasienter og deres pårørende eller pleiere. Disse visuelle og auditive verktøyene kan bidra til å overvinne språklige og kognitive barrierer som oppstår etter hvert som sykdommen utvikler seg.

3. Virtuell virkelighet:
Virtuell virkelighet har vist seg å være lovende når det gjelder å hjelpe pasienter med å gjenoppleve minner, besøke kjente steder eller delta i terapeutiske aktiviteter, og dermed bidra til emosjonelt og kognitivt velvære.

4. Spill og applikasjoner for kognitiv stimulering:
Det er utviklet mange interaktive spill for nettbrett og datamaskiner som er rettet mot hukommelse, oppmerksomhet og andre kognitive funksjoner. Disse spillene kan være både underholdende og nyttige for å opprettholde den mentale kapasiteten.

5. Telemedisin og fjernovervåking:
Telemedisin gjør det mulig for leger og helsepersonell å overvåke pasienter på avstand, noe som gir tilgang til behandling uten behov for hyppige reiser, noe som kan være spesielt nyttig for pasienter som bor i avsidesliggende områder.

6. Robotikk og kunstig intelligens:
Noen institusjoner har tatt i bruk roboter med kunstig intelligens for å hjelpe til med pasientbehandling, enten det gjelder overvåking, sosial interaksjon eller oppgaver som utdeling av medisiner.

7. Databaser og elektroniske pasientjournaler:
Bruk av elektroniske pasientjournaler muliggjør bedre koordinering mellom ulike typer helsepersonell, noe som sikrer mer sammenhengende og effektiv behandling.

Integreringen av teknologi i behandlingen av Alzheimers-pasienter åpner nye dører, både når det gjelder effektivitet og livskvalitet for pasientene. Det er imidlertid viktig å sikre at disse nyvinningene brukes med omhu, som et supplement til tradisjonelle tilnærminger og alltid til pasientens beste.

Overvåkings- og sikkerhetsverktøy

Når man tar seg av pasienter med Alzheimers sykdom, er sikkerhet et viktig tema. Etter hvert som sykdommen utvikler seg, kan pasientene få uforutsigbar atferd, bli desorienterte og til og med stikke av. Moderne teknologi tilbyr en rekke verktøy som, hvis de brukes på riktig måte, kan sørge for større sikkerhet for disse pasientene og samtidig bevare deres verdighet.

1. Geolokaliseringsenheter:
    - **GPS-klokker**: Disse diskrete klokkene, som er enkle å ha på seg, sporer pasientens posisjon i sanntid. De kan også programmeres til å sende varsler hvis pasienten forlater et definert område.
    - **GPS-innleggssåler**: For pasienter som ellers ikke kan ta av seg klokken, kan det legges GPS-utstyrte innleggssåler i skoene.
2. Alarmer og bevegelsessensorer:
    - **Dørsensorer**: Disse varsler hvis en **dør** er åpen, noe som er spesielt nyttig for å forhindre at folk går ut om natten.
    - **Bevegelsesdetektorer**: Disse kan brukes til å overvåke bestemte områder, for eksempel inngangen til et hus eller et rom.
3. Overvåkningskameraer:
    - Strategisk plassert gjør de det mulig for pleierne å fjernovervåke visse rom, noe som garanterer pasientsikkerheten og samtidig gir en viss grad av autonomi.
    - Mobilapplikasjoner er ofte tilgjengelige for overvåking i sanntid.
4. Kommunikasjonsenheter:
    - **Intercoms**: Gjør det mulig å kommunisere mellom ulike rom, ideelt for å berolige en pasient eller gripe inn raskt.
    - **Kommuniserende klokker**: I tillegg til geolokalisering kan noen klokker kommunisere direkte med brukeren.
5. Medisinske varslingssystemer:
    - **Nødknapper**: Disse knappene bæres rundt halsen eller på håndleddet, og når de aktiveres, sender de et varsel til et kontrollsenter eller til en pårørende.
6. Dedikerte mobilapplikasjoner:
    - Det finnes en rekke apper som er spesielt utviklet for å hjelpe pleiere med å overvåke Alzheimers-pasienter, med funksjoner som medisinpåminnelser, geolokalisering og direkte kommunikasjon.

7. Narkotikablokkering og sikkerhetsutstyr til hjemmet:
Låsbare medisinbokser forhindrer utilsiktede overdoser.
Beskyttere for kokeplater og andre farlige husholdningsapparater forebygger ulykker i hjemmet.

Samtidig som man utnytter fordelene med disse overvåkings- og sikkerhetsverktøyene, er det viktig å respektere pasientens personvern og verdighet. Bruken av slikt utstyr må skje med samtykke og åpenhet, slik at pasienten og de pårørende er informert og komfortable med tiltakene som iverksettes.

Teknologi som middel kommunikasjon og engasjement

Den teknologiske utviklingen har endret måten vi kommuniserer og samhandler på. For Alzheimers-pasienter kan disse nyvinningene gi nye måter å kommunisere på og gi nytt liv til deres engasjement i verden rundt dem, til tross for de hindringene sykdommen utgjør.

1. Tabletter og spesifikke bruksområder:
Nettbrett med sitt intuitive grensesnitt er uvurderlige verktøy. Dedikerte applikasjoner gjør det mulig for pasientene å delta i minnespill, uttrykke følelser eller rett og slett kommunisere med sine nærmeste via videosamtaler.

2. Virtuell og utvidet virkelighet:
Disse oppslukende teknologiene kan brukes til å ta pasienter tilbake til kjente miljøer, hjelpe dem med å gjenoppleve minner eller til og med til avspenningsterapi. De gir en multisensorisk opplevelse som kan skreddersys til pasientens spesifikke behov.

3. Musikk- og videoplattformer:
Musikk har evnen til å vekke minner og følelser. Takket være plattformer som Spotify og YouTube er det mulig å lage personlige spillelister som minner pasientene om verdifulle øyeblikk i livet.

4. Tilpassede videospill:
Noen dataspill er spesielt utviklet for personer med demens, og stimulerer kognisjonen samtidig som de gir dem morsomme stunder.

5. Sosiale roboter:
Roboter som Paro, den interaktive selen, og Pepper er utviklet for å samhandle sosialt med pasienter og gi dem selskap og interaksjon.

6. Kommuniserende klokker og armbånd:
I tillegg til enkel overvåking muliggjør noen av disse enhetene toveis interaksjon, slik at pasienten kan formidle en beskjed eller uttrykke et behov.

7. Nettfora og nettsamfunn:
For familie og venner gir disse møteplassene en mulighet til å dele, lære og finne støtte. Noen ganger kan også pasientene selv dra nytte av disse utvekslingene, særlig i de tidlige stadiene av sykdommen.

Ved å bryte ned tradisjonelle kommunikasjonsbarrierer åpner teknologien lovende muligheter for å kommunisere med Alzheimers-pasienter. Det er imidlertid viktig å tilpasse disse verktøyene til hver enkelt pasients individuelle behov og integrere dem i en helhetlig tilnærming til pleie og omsorg. Vi må også sørge for at disse teknologiske nyvinningene er tilgjengelige for alle, slik at alle pasienter kan dra nytte av fremskrittene på dette feltet.

Kapittel 15

FORSKNING OG DENS INNVIRKNING OM SYKEPLEIEPRAKSIS

Løpende forskudd
i Alzheimers-forskning

Alzheimers sykdom er kompleks og multifaktoriell og er gjenstand for intens forskning over hele verden. I løpet av de siste årene er det gjort store fremskritt når det gjelder å belyse visse sykdomsmekanismer og åpne for nye behandlingsmuligheter. Her er en oversikt over de viktigste fremskrittene og trendene i dagens Alzheimer-forskning.

1. Identifisering av biomarkører:
Fremskritt innen medisinsk avbildning og molekylærbiologi har gjort det mulig å identifisere spesifikke biomarkører, for eksempel Tau- og beta-amyloid-proteiner, som finnes i unormale mengder i pasientenes hjerner. Disse biomarkørene gir nye verktøy for tidlig diagnostisering og oppfølging av sykdommen.

2. Genterapi:
Spesifikke genetiske mutasjoner er forbundet med økt risiko for å utvikle Alzheimers sykdom. Genterapi har som mål å korrigere eller erstatte disse defekte genene, og er en innovativ behandlingsmetode.

3. Rollen til tarmens mikrobiota:
Nyere studier tyder på en sammenheng mellom tarmfloraen og utviklingen av Alzheimers sykdom. Interaksjoner mellom visse typer tarmbakterier og hjernen kan spille en rolle i sykdomsutviklingen.

4. Vaksiner og immunterapi:
Det finnes initiativer for å utvikle vaksiner rettet mot de unormale proteinene som er forbundet med Alzheimers. Immunterapi tar sikte på å bruke kroppens immunsystem til å bekjempe eller forebygge sykdommen.

5. Nevroplastisitet og nevrogenese:
Forskning har satt søkelyset på hjernens evne til å regenerere og skape nye forbindelser. Å stimulere denne evnen kan være en lovende måte å bremse eller reversere Alzheimers symptomer på.

6. Betennelsens rolle:
Kronisk betennelse i hjernen er nå anerkjent som en nøkkelfaktor i sykdomsutviklingen. Det forskes derfor på betennelsesdempende legemidler som mulig behandling.

7. Ikke-medikamentell behandling:
I tillegg til legemidler studeres i økende grad effekten av kosthold, fysisk trening og psykososiale tiltak for å forebygge eller bremse sykdomsutviklingen.

Selv om Alzheimers sykdom fortsatt er en stor utfordring for medisinsk forskning, gir nye fremskritt et glimt av håp. Dagens tverrfaglige tilnærming, som kombinerer genetikk, biologi, nevrovitenskap og til og med mikrobiologi, tyder på at det snart kan finnes mer effektive løsninger for å forebygge, diagnostisere og behandle Alzheimers sykdom.

Hvordan forskning påvirker klinisk ledelse

Medisinsk forskning er i stadig utvikling og spiller en grunnleggende rolle for hvordan sykdommer forstås, diagnostiseres og behandles. Når det gjelder Alzheimers sykdom, har fremskritt innen forskning hatt direkte innvirkning på den kliniske behandlingen. Her ser vi nærmere på symbiosen mellom forskning og klinikk.

1. Tidlig diagnose:
Fremskritt innen biomarkørforskning og medisinsk avbildning har gjort det mulig å stille en tidligere og mer

nøyaktig diagnose av Alzheimers sykdom. Det betyr at pasientene kan få behandling og støtte raskere, noe som potensielt kan bremse sykdomsutviklingen.

2. Målrettede behandlinger:
Grundig forskning på sykdommens molekylære og genetiske mekanismer har ført til utvikling av spesifikt målrettede legemidler og terapeutiske tilnærminger. Selv om noen av disse behandlingene fortsatt er under evaluering, lover de bedre effekt med færre bivirkninger.

3. Skreddersydde tilnærminger:
Den persontilpassede medisinens æra er over oss. Forståelse av genetiske variasjoner og individuelle profiler kan veilede klinikere til å skreddersy behandlinger som optimaliserer resultatene for hver enkelt pasient.

4. Ikke-medikamentelle intervensjoner:
Forskning på ikke-farmakologiske intervensjoner, som kognitiv stimulering og musikkterapi, har vist seg å være effektive. Slike metoder innlemmes nå rutinemessig i behandlingsplanene, noe som gir en helhetlig tilnærming til behandlingen.

5. Forebygging og bevisstgjøring:
Epidemiologiske studier og forskning på risikofaktorer har bidratt til en bedre forståelse av forebyggende tiltak. Klinikere er nå bedre rustet til å gi råd til pasienter og deres familier om livsstilsendringer som kan redusere risikoen for å utvikle sykdommen.

6. Tverrfaglig samarbeid:
Alzheimers kompleksitet krever en tverrfaglig tilnærming. Forskning har vist hvor viktig det er at nevrologer, psykologer, fysioterapeuter, ergoterapeuter og andre spesialister samarbeider om å gi helhetlig behandling.

7. Opplæring og utdanning av fagfolk:
Forskningsresultater innarbeides i opplæringsprogrammer for helsepersonell, noe som sikrer at pasientbehandlingen er i forkant av den nyeste kunnskapen.

Forskning på Alzheimers sykdom er en viktig drivkraft for kontinuerlig forbedring av den kliniske behandlingen. Hver ny oppdagelse, enten det dreier seg om grunnleggende biologi eller terapeutiske intervensjoner, beriker utvalget av verktøy som klinikerne har til rådighet for å gi pasientene best mulig behandling. I sin tur inspirerer kliniske observasjoner ofte til nye forskningsområder, noe som skaper en god sirkel av innovasjon og fremgang.

Engasjere seg som sykepleier i klinisk forskning

Sykepleiere spiller en viktig rolle på det medisinske området, ikke bare i den direkte pasientbehandlingen, men også som et viktig ledd i den kliniske forskningsprosessen. Sykepleiernes praktiske kunnskap om pasientbehandling og nærhet til pasientene gjør dem i en ideell posisjon til å påvirke og gjennomføre forskning. Her ser vi nærmere på sykepleierens rolle i klinisk forskning.

1. Forskningssykepleierens rolle:
Sykepleiere kan ha flere roller innen forskning, blant annet som datainnsamlere, koordinatorer av kliniske studier eller til og med som hovedforskere som utformer og gjennomfører studier.

2. Nødvendig opplæring og kompetanse:
Deltakelse i klinisk forskning krever ofte ytterligere opplæring. Kurs i forskningsmetodikk, bioetikk og statistikk kan være spesielt nyttige. Noen sykepleiere tar en master-

eller doktorgrad for å videreutvikle forskningskompetansen sin.

3. Utvikle relevante forskningsspørsmål:
Takket være sin daglige kliniske erfaring har sykepleiere gode forutsetninger for å identifisere kunnskapshull eller nåværende praksis. Å formulere disse spørsmålene kan være det første skrittet mot en klinisk studie.

4. Datainnsamling:
Sykepleiere står ofte i frontlinjen når det gjelder å samle inn data, enten det er gjennom kliniske observasjoner, prøvetaking eller intervjuer med pasienter. Denne nærheten til feltet er avgjørende for å få pålitelige og relevante data.

5. Etikk og samtykke:
Sykepleiere spiller en sentral rolle når det gjelder å innhente informert samtykke fra pasienter som deltar i en studie. De sørger for at pasienten forstår forskningen, dens risikoer og potensielle fordeler.

6. Tverrfaglig samarbeid:
Deltakelse i forskning innebærer ofte tett samarbeid med leger, farmasøyter, statistikere og annet helsepersonell.

7. Formidling av resultater:
Sykepleiere som er involvert i forskning, kan også være med på å skrive artikler, presentere arbeidet sitt på konferanser eller delta i opplæringsworkshops for fagfeller.

8. Innvirkning på klinisk praksis:
Målet med klinisk forskning er til syvende og sist å forbedre pasientbehandlingen. Ved å omsette forskningsresultater til klinisk praksis spiller sykepleiere en avgjørende rolle i den kontinuerlige forbedringen av pleien.

Sykepleieres deltakelse i klinisk forskning beriker helsevesenet. Deres unike perspektiv, kombinert med grundig opplæring, kan føre til oppdagelser som direkte påvirker kvaliteten på pleien og pasientenes velvære. Alle sykepleiere, enten de er nybegynnere eller erfarne, har potensial til å gi et betydelig bidrag til forskningen og, i siste instans, til pasientenes helse og livskvalitet.

Kapittel 16

ETTER- OG VIDEREUTDANNING OG SPESIALISERING

Opplæringskurs
post-basic for sykepleiere

Etter at du er ferdig utdannet sykepleier, finnes det mange muligheter for videreutdanning for deg som ønsker å spesialisere deg, utdype visse ferdigheter eller utvikle karrieren din. Her er en oversikt over etterutdanningskurs for sykepleiere.

1. Spesialisert opplæring:
Det finnes flere spesialiteter for sykepleiere, slik at de kan tilegne seg kompetanse på et spesifikt område.
- **Anestesisykepleier (IADE):** Denne utdanningen gjør det mulig for sykepleiere å spesialisere seg innen anestesi, intensivbehandling og akuttmedisin.
- **Operasjonssykepleier (IBODE):** Spesialisering innen kirurgi med fokus på å assistere kirurgen og ta vare på pasienten på operasjonsstuen.
- **Barnesykepleier**: Fokuserer på omsorg for barn, fra nyfødte til ungdom.
- **Bedriftssykepleier**: Denne spesialiteten utdanner sykepleiere i forebygging av yrkesrisiko og helsefremmende arbeid på arbeidsplassen.

2. Mastergrad i sykepleie:
Det er et akademisk kurs som gir sykepleiere ferdigheter innen forskning, prosjektledelse og ledelse i helsevesenet.

3. Ledelse og lederskap:
Opplæringskurs er tilgjengelig for dem som ønsker å avansere til stillinger som sykepleieleder, omsorgssjef eller teamleder.

4. Korte etterutdanningskurs:
Målet med disse kursene er å styrke spesifikke ferdigheter, som smertebehandling, palliativ behandling, sår- og arrtilheling, gerontologi osv.

5. Opplæring i psykoterapi:
For sykepleiere som ønsker å spesialisere seg innen psykisk helse, kan opplæring i psykoterapi, rådgivning eller spesifikke teknikker (for eksempel kognitiv atferdsterapi) være relevant.

6. Universitetsdiplomer (DU) og interuniversitetsdiplomer (DIU):
Universitetene tilbyr mange DU- og DIU-kurs innen ulike områder som onkologi, diabetologi, folkehelse, medisinsk etikk osv.

7. Opplæring i utlandet:
Sykepleiere kan også velge å ta etterutdanning i utlandet for å tilegne seg nye ferdigheter eller en annen tilnærming til sykepleie.

Helsevesenet er i stadig endring, og videreutdanning er et viktig element for å holde seg oppdatert og gi best mulig pleie. Etterutdanningskurs gir sykepleiere mulighet til å spesialisere seg, utvikle karrieren og møte befolkningens skiftende behov.

Verdien av sertifisering innen geriatri og demens

Geriatri, som er en vitenskap dedikert til medisinsk behandling av eldre, og demens, en mangesidig nevrokognitiv lidelse, er områder av avgjørende betydning i dagens situasjon med en aldrende befolkning. Sertifisering i geriatri og demens er derfor av stor verdi, både for helsepersonell og for samfunnet som helhet. Her er en oversikt over denne verdien.

1. Faglig anerkjennelse:
En sertifisering vitner om spesifikk kompetanse. Det kan gjøre at en fagperson skiller seg ut i et konkurransepreget miljø og åpne døren til spesialiserte jobbmuligheter.

2. Oppdatering av ferdigheter:
Demens og geriatri er fagområder i stadig utvikling. Sertifisering garanterer at fagpersonen er oppdatert på den nyeste praksisen, behandlingen og forskningen.

3. Kvalitetssikring:
For pasienter, pårørende og arbeidsgivere er sertifiseringen en garanti for at sykepleieren eller legen har spesialisert opplæring og kompetanse, noe som sikrer bedre kvalitet på behandlingen.

4. Svarer på spesifikke behov:
Eldre mennesker og personer med demens har unike behov. Spesialisert opplæring muliggjør en helhetlig tilnærming som tar hensyn til medisinske, sosiale og emosjonelle aspekter.

5. Forbedrede pasientresultater:
Sertifiserte fagpersoner er ofte mer effektive når det gjelder å forebygge vanlige komplikasjoner hos eldre, og kan tilby mer hensiktsmessige intervensjonsstrategier for personer med demens.

6. Utvikling av tverrprofesjonelt samarbeid:
Fagpersoner med kompetanse innen geriatri og demens blir ofte sett på som ressurser i virksomhetene. De kan legge til rette for teamarbeid, gi opplæring og bidra til utviklingen av retningslinjer for pleie og omsorg.

7. Faglig utvikling:
Spesialisering kan gi stor faglig tilfredsstillelse. Sertifiserte pleiere som står overfor komplekse utfordringer, finner ofte dyp mening i arbeidet med å hjelpe en sårbar gruppe mennesker.

8. Posisjonering for lederskap:
Med sertifisering kan helsepersonell posisjonere seg som ledere på sitt felt og påvirke beslutninger, politikk og forskning.

I et samfunn der forekomsten av aldersrelaterte sykdommer, særlig demens, øker, er sertifisering i geriatri og demens mer relevant enn noensinne. Det representerer ikke bare et fremskritt for den enkelte fagperson, men styrker også helsevesenets samlede evne til å møte behovene til en aldrende befolkning med kompetanse, medmenneskelighet og effektivitet.

Holde seg oppdatert på de nyeste praksisene og anbefalingene.

I medisin- og helsevesenet kan man ikke undervurdere betydningen av å holde seg oppdatert på den nyeste forskningen, praksisen og anbefalingene. Medisinen er i stadig utvikling, med teknologiske fremskritt, vitenskapelige oppdagelser og nye protokoller. Her er noen måter og grunner til å holde seg oppdatert.

1. Hvorfor det er viktig:
   - **Kvalitet i behandlingen**: For å kunne tilby best mulig behandling må vi kjenne til og bruke de nyeste og mest effektive metodene.
   - **Pasientsikkerhet**: Å holde seg oppdatert på de nyeste anbefalingene kan forebygge medisinske feil og komplikasjoner.

- **Profesjonens utvikling**: Med fremveksten av nye sykdommer og tilstander, samt nye behandlingsformer, er legeyrket i stadig endring.
- **Faglig anerkjennelse**: Fagfolk som er oppdaterte på sitt felt, blir mer respektert av sine kolleger og har generelt flere yrkesmuligheter.

2. Slik holder du deg oppdatert:
   - **Lese vitenskapelige tidsskrifter**: Fagfellevurderte medisinske tidsskrifter er pålitelige kilder til den nyeste forskningen og de nyeste anbefalingene.
   - **Konferanser og seminarer**: Disse samlingene tilbyr konferanser om de siste fremskrittene og gir mulighet til å bygge nettverk med eksperter på området.
   - **Løpende opplæring**: Mange bransjeorganisasjoner og foreninger tilbyr etterutdanning for å hjelpe fagpersoner med å styrke og oppdatere ferdighetene sine.
   - **Diskusjonsgrupper og spesialistfora**: Medisinske nettfora og diskusjonsgrupper kan være gode plattformer for utveksling av informasjon og erfaringer.
   - **Faglige nettverk**: Jevnlig kontakt med kolleger og eksperter kan gi nye perspektiver og oppdateringer om aktuell praksis.
   - **Digitale applikasjoner og plattformer**: Mange medisinske applikasjoner gir regelmessige oppdateringer om retningslinjer, medisiner og protokoller.
   - **Bøker og håndbøker**: Selv om litteratur raskt kan bli foreldet innen visse fagområder, er det fortsatt en verdifull ressurs for å øke kunnskapen.

3. Overvinne hindringer:
   - **Mangel på tid**: Det er viktig å sette av tid til faglig oppdatering med jevne mellomrom, selv om det betyr at du må ofre andre aktiviteter.
   - **Informasjonsoverflod**: Med tanke på mengden tilgjengelig informasjon er det viktig å utvikle en

strategi for å filtrere ut det som er mest relevant og pålitelig.

Kostnader: Det kan være dyrt å delta på konferanser eller kjøpe abonnementer, men tenk på det som en investering i karrieren din. Mange foreninger tilbyr reduserte priser eller subsidier for etterutdanning.

Å holde seg oppdatert på de nyeste praksisene og anbefalingene er ikke bare en faglig forpliktelse, men også en plikt overfor pasientene. I en verden i stadig endring er det viktig å holde seg oppdatert for å sikre best mulig pleie og omsorg, noe som er til fordel for både helsepersonellet og pasientene.

Kapittel 17

FARMAKOLOGI OG ALZHEIMERS SYKDOM

Vanlig foreskrevne legemidler og deres virkemåte

Alzheimers sykdom er en nevrodegenerativ sykdom som det foreløpig ikke finnes noen kur for. Det er imidlertid utviklet visse legemidler for å behandle de kognitive og atferdsmessige symptomene som er forbundet med sykdommen. Selv om disse medisinene ikke kan stanse sykdomsutviklingen, kan de bidra til å forbedre pasientenes livskvalitet og bremse forverringen av visse kognitive funksjoner.

1. Kolinesterasehemmere:

    Donepezil (Aricept): Brukes til behandling av milde til moderate symptomer på Alzheimers sykdom. Det virker ved å øke nivåene av nevrotransmitteren acetylkolin, som er redusert hos personer med Alzheimers sykdom.

    Rivastigmin (Exelon): Brukes også til behandling av milde til moderate symptomer. Det virker på samme måte som Donepezil.

    Galantamin (Reminyl): Dette legemidlet er foreskrevet for milde til moderate former av sykdommen. Det virker også ved å øke acetylkolinnivået i hjernen.

2. NMDA-reseptorantagonist:

    Memantin (Ebixa, Namenda): Dette er en behandling for moderate til alvorlige symptomer på Alzheimers sykdom. I stedet for å være rettet mot acetylkolin, virker det ved å regulere aktiviteten til glutamat, en annen nevrotransmitter. Når det produseres for mye glutamat, kan det føre til hjernecelledød.

3. Medisinering for å behandle ikke-kognitive symptomer:

    Antipsykotika: Disse kan brukes til å behandle symptomer som aggresjon, uro og hallusinasjoner.

Eksempler er risperidon (Risperdal), olanzapin (Zyprexa) og quetiapin (Seroquel). Disse medikamentene kan imidlertid ha betydelige bivirkninger, særlig hos eldre.

Antidepressiva: Disse kan forskrives for å behandle de depressive symptomene som ofte er forbundet med Alzheimers sykdom. Eksempler er sertralin (Zoloft) eller citalopram (Celexa).

Angstdempende midler: Legemidler som lorazepam (Ativan) og diazepam (Valium) kan forskrives mot angst, men bør brukes med forsiktighet på grunn av risikoen for bivirkninger.

Det er viktig å merke seg at responsen på disse legemidlene kan variere fra pasient til pasient. I tillegg kan alle disse legemidlene ha bivirkninger, hvorav noen kan være alvorlige. Derfor er det viktig med regelmessig medisinsk tilsyn når du tar disse legemidlene. Beslutninger om medisinering bør tas i samråd med en lege som har spesialisert seg på behandling av demens eller Alzheimers sykdom.

Håndtering av bivirkninger

Behandling av pasienter med Alzheimers sykdom er ikke begrenset til å håndtere kognitive symptomer. Ofte kan de foreskrevne legemidlene ha bivirkninger. For sykepleiere er det viktig å være oppmerksomme på disse bivirkningene, gjenkjenne dem raskt og gripe inn deretter, samtidig som de informerer familien og pasienten selv.

1. Identifisering av bivirkninger:
Først og fremst er det viktig å kjenne til de vanligste bivirkningene som er forbundet med hvert enkelt legemiddel. Disse kan variere fra mild kvalme til mer alvorlige reaksjoner.

2. Regelmessig overvåking:
Klinisk observasjon: Overvåk endringer i atferd, bevissthetstilstand, mobilitet, ernæring, svelging og andre vitale funksjoner.
Utspørring: **Spør** pasientene regelmessig om hvordan de har det, selv om kommunikasjonen kan være begrenset.

3. Proaktiv ledelse:
Kvalme og oppkast: Disse symptomene kan være vanlige, særlig ved bruk av kolinesterasehemmere. Det kan hjelpe å ta medisinen sammen med mat. Hvis problemet vedvarer, kan det være nødvendig å revurdere doseringen eller endre medisinen.
Diaré eller forstoppelse: Et balansert, fiberrikt kosthold med tilstrekkelig væsketilførsel kan bidra til å forebygge disse symptomene. Milde avføringsmidler kan vurderes ved behov.
Trettkhet eller svakhet: Det kan være en fordel å justere tidspunktet du tar medisinen, for eksempel ved å ta den om kvelden.

4. Håndtering av nevropsykiatriske bivirkninger:
Noen legemidler, særlig antipsykotika, kan gi symptomer som uro, søvnløshet og til og med hallusinasjoner. I slike tilfeller er det viktig å revurdere behovet for medisinen. Noen ganger kan det være nødvendig å justere dosen eller bytte medisin.

5. Familieopplæring:
Familiene må informeres om potensielle bivirkninger, hvordan de kan gjenkjenne dem og hva de skal gjøre hvis de oppstår. Åpen kommunikasjon er avgjørende.

6. Samarbeid med det medisinske teamet:
Samarbeid tett med legen, farmasøyten og andre medlemmer av det medisinske teamet. De kan gi råd, justere doseringen eller anbefale alternativer.

7. Etiske overveielser:
Det er viktig å alltid sette pasientens interesser først. Hvis et legemiddel gjør mer skade enn nytte, må nytten av det revurderes.

Håndtering av bivirkninger krever årvåkenhet, tålmodighet og effektiv kommunikasjon. Sykepleieren, som den sentrale pilaren i pasientomsorgen, spiller en avgjørende rolle for å sikre at legemidler forbedrer livskvaliteten uten å forårsake ytterligere skade.

Nye spor og eksperimentelle behandlinger

Den medisinske verden er i stadig utvikling, og Alzheimers sykdom er intet unntak. Forskere over hele verden jobber hardt for å finne nye behandlinger, og noen av disse eksperimentelle utviklingene gir et glimt av håp for fremtiden. For helsepersonell er det viktig å holde seg informert og være åpen for å integrere nye metoder eller medisiner i behandlingsplanen.

1. Genterapi:
Tanken er å bruke vektorer til å introdusere eller modulere uttrykket av spesifikke gener som kan spille en rolle i sykdomsutviklingen. Selv om genterapien fortsatt er i sin spede begynnelse, kan fremskritt innen genterapi åpne nye dører i kampen mot Alzheimers.

2. Immunterapi:
Målet med disse behandlingene er å stimulere immunforsvaret til å angripe beta-amyloid-proteiner, som anses å være opphavet til de plakk som er karakteristiske for sykdommen. Monoklonale antistoffer står i spissen for denne forskningen.

3. Peptidbasert behandling:
Noen forskere arbeider med peptider som skal hemme dannelsen av beta-amyloide plakk eller fremme nedbrytningen av dem.

4. Elektromagnetisk stimulering:
Tanken er å bruke elektromagnetiske felt til å stimulere visse deler av hjernen i håp om å forbedre den kognitive funksjonen og bremse sykdomsutviklingen.

5. Multimodal tilnærming:
I stedet for å rette seg mot ett enkelt aspekt av sykdommen, kombinerer denne metoden flere intervensjoner for å påvirke de ulike mekanismene som er involvert i Alzheimers sykdom.

6. Modulering av mikrobiomet:
Forskning har vist at det er en sammenheng mellom tarmhelsen og hjernen, noe som har fått forskere til å undersøke hvordan endringer i tarmmikrobiomet kan påvirke Alzheimers sykdom.

7. Stamcelleterapier:
Ved å bruke stamceller til å erstatte skadede eller døende nevroner kan det være mulig å gjenopprette noen kognitive funksjoner.

8. Gjenbruk av legemidler:
Legemidler som opprinnelig ble utviklet for andre tilstander, blir nå undersøkt med tanke på om de kan brukes i behandlingen av Alzheimers sykdom. For eksempel

undersøkes det om visse legemidler mot diabetes har nevrobeskyttende effekter.

Det er viktig å være klar over at mange av disse behandlingene fortsatt befinner seg på forsøksstadiet, og at det vil ta tid før de blir tatt i bruk, om de noen gang blir det. Ikke desto mindre er de et uttrykk for det vitenskapelige miljøets innovasjon og besluttsomhet når det gjelder å finne svar på et av de mest presserende spørsmålene i moderne medisin. For sykepleiere betyr det å holde seg oppdatert på disse fremskrittene ikke bare bedre behandling, men også håp og oppmuntring for pasienter og pårørende.

Kapittel 18

ÅNDELIGHET OG OMSORG

Betydningen av åndelighet hos pasienter med Alzheimers sykdom

Åndelighet er ofte et viktig aspekt ved menneskelivet og påvirker vår forståelse av oss selv, vår plass i universet og vårt forhold til andre. For personer med Alzheimers sykdom kan spiritualitet spille en grunnleggende rolle for deres generelle velvære, livskvalitet og evne til å mestre sykdommen.

1. Forankring og identitet:
Til tross for de kognitive tapene og personlighetsforandringene som kan oppstå ved Alzheimers sykdom, forblir åndelighet ofte en intakt del av en persons identitet. Ritualer, bønner eller kjente sanger kan minne en person om hvem han eller hun er og hvor han eller hun kommer fra, og gi en følelse av kontinuitet og tilknytning til fortiden.

2. Komfort og fred:
Åndelighet kan være til stor trøst, særlig i tider med forvirring og nød. Åndelige ritualer, bønn eller meditasjon kan gi en følelse av fred, orden og ro i møte med sykdommens utfordringer.

3. Styrke båndene til lokalsamfunnet:
Deltakelse i åndelige eller religiøse aktiviteter kan hjelpe pasienter med å opprettholde sosiale bånd, enten det er i en menighet, bønnegruppe eller andre samfunnsgrupper. Disse båndene kan redusere følelsen av isolasjon og styrke følelsen av tilhørighet.

4. Følelsesmessig uttrykk:
Spiritualitet tilbyr ofte et rom der følelser, selv de som er vanskelige å uttrykke, kan anerkjennes og bekreftes. Følelser som sorg, frustrasjon, sinne eller håp kan

kanaliseres gjennom bønn, meditasjon eller annen åndelig praksis.

5. Perspektiv på sykdommen:
Visse åndelige eller religiøse tradisjoner kan gi et perspektiv på lidelse, sykdom eller forfall, og hjelpe enkeltpersoner og deres familier til å finne mening og formål med det de opplever.

6. Støtte til pårørende:
Åndelighet er ikke bare en støtte for pasienten, men også for familien og de pårørende. Den kan bidra med ressurser til å håndtere stress, sorg og utbrenthet, og kan være en viktig del av sorgprosessen.

7. Forberedelser til livets slutt:
Spiritualitet kan bidra til å håndtere spørsmål knyttet til døden, livet etter døden og andre eksistensielle bekymringer. Den kan veilede enkeltpersoner og deres familier gjennom livets sluttfase og gi dem et rammeverk for å forstå og akseptere døden.

For sykepleiere som jobber med Alzheimer-pasienter, er det viktig å anerkjenne og respektere den enkeltes åndelighet. Dette innebærer å lytte aktivt, stille spørsmål om åndelige behov og preferanser og innlemme disse i pleieplanen. Å gi plass til åndelighet kan berike pasientens opplevelse og bidra til økt livskvalitet, selv midt i de utfordringene som Alzheimers sykdom medfører.

Integrere åndelig omsorg i praksis

Å integrere den åndelige dimensjonen i sykepleien, spesielt for Alzheimers-pasienter, innebærer å omfavne hele den menneskelige erfaringen. Åndelighet, enten den er knyttet til en religiøs tradisjon eller har en mer universell form, er selve kjernen i det å være menneske. For mange er det en kilde til styrke, trøst og mening, særlig i møte med utfordringer som sykdom.

1. Åndelig evaluering:
Et av de første trinnene i integreringen av åndelig omsorg er å foreta en åndelig vurdering. Dette kan innebære å stille spørsmål om pasientens tro, praksis, ritualer og åndelige behov. En slik vurdering gjør det mulig å skreddersy omsorgen etter pasientens åndelige behov.

2. Skape et hellig rom:
Selv i et medisinsk miljø kan det være nyttig å skape et lite rom dedikert til bønn, meditasjon eller annen åndelig praksis. Det kan være så enkelt som et hjørne av rommet med noen få åndelige gjenstander, for eksempel et hellig bilde, en rosenkrans eller et lys.

3. Oppmuntre til åndelig praksis:
Hvis pasienten har en regelmessig praksis, for eksempel bønn eller meditasjon, er det viktig å støtte og legge til rette for at pasienten kan praktisere dette. Dette kan innebære å sette opp en bønneplan eller gi tilgang til ressurser som hellige tekster.

4. Samarbeid med feltprester eller åndelige veiledere:
Et samarbeid med sykehusets prestetjeneste eller eksterne åndelige veiledere kan bidra til å møte pasientenes komplekse åndelige behov. Disse fagpersonene kan tilby støtte, ritualer og seremonier som er tilpasset pasientens situasjon.

5. Aktiv og empatisk lytting:
Lytting er et av de viktigste verktøyene i åndelig omsorg. Pasienter har ofte behov for å snakke om frykt, håp og tro. Empatisk, ikke-dømmende lytting kan være til stor trøst.

6. Etter- og videreutdanning:
Det er viktig at sykepleiere jevnlig setter seg inn i ulike åndelige og religiøse tradisjoner, slik at de kan møte pasientene med respekt og forståelse.

7. Egenomsorg og introspeksjon:
Sykepleiere kan selv ha nytte av å integrere spiritualitet i sitt eget liv. Å få kontakt med sin egen spiritualitet kan bidra til å håndtere stress, unngå utbrenthet og gi mer empatisk omsorg.

Å ivareta åndelige behov er en viktig del av helhetlig omsorg. For Alzheimers-pasienter, hvis identitet og hukommelse kan være i tilbakegang, kan ritualer og åndelig tro gi et ankerfeste, en følelse av kontinuitet og tilknytning. Som sykepleiere er det vår rolle å anerkjenne, hedre og støtte denne dimensjonen av den menneskelige erfaringen, noe som beriker vår praksis og pasientenes liv.

Respekt for tro og skikker

Selv om pasienter med Alzheimers sykdom har kognitive utfordringer, beholder de en dyp identitet som er forankret i deres livserfaringer, verdier og tro. Sykepleiere har ikke bare et ansvar for å gi medisinsk behandling, men også for å anerkjenne og respektere den troen og de skikkene som preger pasientens liv. Slik beriker en slik sensitivitet den kliniske omsorgen.

1. Betydningen av tro og skikker:
Spiritualitet og kulturelle skikker gir mening, struktur og kontinuitet for mange mennesker. Disse elementene spiller ofte en nøkkelrolle i forståelsen av helse, sykdom og helbredelse. Å anerkjenne betydningen av disse elementene er avgjørende for en helhetlig og respektfull behandling.

2. Innledende vurdering av tro og skikker:
Så snart pasienten legges inn, er det viktig å innhente informasjon om religiøs eller kulturell tro og praksis. På den måten sikrer man at pleien er i tråd med disse viktige aspektene ved pasientens identitet.

3. Inkludering i pleieplanen:
Når tro og skikker er kartlagt, må de innarbeides i pleieplanen. Dette kan innebære å sette opp en spesiell diett, ta hensyn til helligdager eller sørge for et sted for bønn.

4. Arbeid med familier:
Familien spiller en sentral rolle når det gjelder å opprettholde og videreføre tro og skikker. Ved å etablere en åpen dialog med dem kan sykepleierne bedre forstå og imøtekomme pasientens spesifikke behov.

5. Fleksibilitet og tilpasning:
Det er viktig å ha en fleksibel tilnærming til behandlingen og være klar til å tilpasse seg pasientens kulturelle og åndelige behov. Det kan for eksempel innebære å forskyve medisineringstidspunktene under ramadan eller tillate tradisjonelle helbredelsesritualer i forbindelse med medisinsk behandling.

6. Utdanning og opplæring:
Det er avgjørende at sykepleiere får kontinuerlig opplæring i å respektere ulike trosretninger og skikker. Forståelse og respekt for kulturelt og religiøst mangfold skaper tillit og forbedrer kvaliteten på pleien.

7. Personlig refleksjon:
Sykepleiere må også være bevisste på sine egne oppfatninger og fordommer. Regelmessig selvransakelse og faglig utvikling kan bidra til å gi omsorg uten fordommer.

Respekt for tro og skikker er ikke bare et tillegg til sykepleie, det er en grunnleggende dimensjon. Pasienter i all sin mangfoldighet fortjener omsorg som anerkjenner og respekterer deres individualitet. Ved å fokusere på respekt og forståelse kan sykepleiere styrke tillitsforholdet til pasienter og pårørende og gi helhetlig, personsentrert pleie.

Kapittel 19

KULTURELT MANGFOLD PÅ EN ALZHEIMERENHET

Forståelse av kulturell påvirkning om oppfatningen av sykdom

Kultur har stor betydning for hvordan vi oppfatter verden rundt oss, inkludert vår forståelse og opplevelse av helse og sykdom. For en sykepleier som jobber på en Alzheimeravdeling, er det viktig å forstå disse kulturelle nyansene for å kunne gi individuell og empatisk omsorg.

1. Kulturelle oppfatninger og Alzheimers sykdom:
Hver kultur har sine egne forestillinger om sykdommers opprinnelse og årsak. I noen kulturer kan demens ses på som en naturlig konsekvens av aldring, mens det i andre kulturer kan tolkes som en forbannelse eller et resultat av tidligere handlinger. Disse forestillingene har stor innvirkning på hvordan enkeltpersoner og deres familier oppfatter og reagerer på en diagnose.

2. Omsorgspersoners rolle i ulike kulturer:
I noen tradisjoner forventes det at familien tar på seg en stor del av omsorgsansvaret. Denne forventningen kan stå i kontrast til andre kulturer der bruk av ekstern pleie er normen. Å forstå denne dynamikken hjelper sykepleieren til å navigere i samspillet med familiene og støtte deres beslutninger.

3. Kommunikasjon og stigmatisering:
Alzheimers sykdom og andre former for demens kan være stigmatisert i noen kulturer, noe som kan føre til at familier unngår å snakke om det eller skjuler diagnosen. Dette stigmaet kan påvirke hvor raskt man søker hjelp og hvor godt pasienten integreres i samfunnet.

4. Ritualer, rutiner og skikker:
Daglige ritualer, bønnerutiner og andre kulturelle skikker kan ha stor innvirkning på pasientenes velvære. Å respektere og innlemme disse skikkene i pleieplanen kan

bidra til å berolige og veilede pasientene, samtidig som identitetsfølelsen bevares.

5. Alternative og komplementære tilnærminger:
I noen kulturer foretrekker man tradisjonelle eller holistiske metoder for å håndtere sykdomssymptomer. Selv om disse metodene ikke erstatter medisinsk behandling, kan de gi pasientene trøst og trygghet.

6. Betydningen av kulturell opplæring:
Omsorgspersonell må få opplæring i kulturkompetanse, en tilnærming som verdsetter mangfold, oppmuntrer til personlig refleksjon og fremmer kontinuerlig læring om ulike kulturelle perspektiver.

Kultur, i all sin rikdom og kompleksitet, spiller en sentral rolle i hvordan vi forstår og tilnærmer oss Alzheimers sykdom. Ved å nærme seg hver enkelt pasient og deres familie med et åpent sinn, stille spørsmål og forsøke å forstå, kan sykepleiere overskride kulturelle barrierer og gi virkelig personlig tilpasset og omsorgsfull pleie.

Tilpasning av omsorg i henhold til kulturell bakgrunn

Håndtering av Alzheimers sykdom krever ikke bare medisinsk ekspertise, men også en sensitiv tilnærming til og samhandling med pasienten. Dette blir enda mer relevant når vi tar hensyn til det rike kulturelle mangfoldet som utgjør samfunnet vårt. Å tilpasse pleien til den kulturelle bakgrunnen er en tilnærming som anerkjenner og respekterer dette mangfoldet, og som sikrer at alle pasienter behandles med verdighet og forståelse.

1. Lytte etter forståelse:
I stedet for å bruke en tilnærming som passer alle, er det avgjørende å lytte aktivt til pasientene og deres familier for å forstå deres verdier, overbevisninger og forventninger. Denne aktive lyttingen fungerer som en veiledning for å tilpasse pleieplanen.

2. Anerkjennelse av skikker og ritualer:
Enten det dreier seg om et daglig ritual, en bønnerutine eller tradisjonelle måltider, kan disse skikkene ha stor betydning for pasienten. Å innlemme disse ritualene i den daglige pleien kan gi en følelse av normalitet og trøst.

3. Samarbeid med familien:
Familien spiller ofte en sentral rolle i pasientomsorgen, særlig i kulturer der omsorg for eldre er høyt verdsatt. Et tett samarbeid med familien, med respekt for deres ønsker og preferanser, kan øke kvaliteten på pleien.

4. Respekt for tradisjonell medisinsk tro:
Noen kulturer kan foretrekke tradisjonelle eller alternative behandlingsmetoder. Selv om disse metodene må evalueres med tanke på sikkerhet og effekt, vil det å vise respekt og åpenhet for disse metodene styrke tilliten mellom behandler og pasient.

5. Språkbarrierer:
Språket kan være en stor barriere for behandlingen. Bruk av tolk eller teknologiske verktøy for å lette kommunikasjonen kan forbedre kvaliteten på behandlingen betraktelig og unngå misforståelser.

6. Opplæring i kulturell kompetanse:
Det er viktig at sykepleiere får kontinuerlig opplæring i kulturell kompetanse, slik at de kan forstå de spesifikke nyansene i hver enkelt kultur og tilpasse pleien deretter.

7. Sensitivitet for kulturelle tabuer:
Noen kulturer kan ha spesifikke tabuer knyttet til fysisk kontakt, bluferdighet eller andre aspekter ved pleien. Ved å være oppmerksom på og respektere slike forhold kan man unngå å støte pasienten eller familien.

Å tilpasse omsorgen til kulturell bakgrunn er ikke bare et spørsmål om høflighet eller bekvemmelighet. Det er en tilnærming som er dypt forankret i respekten for menneskeverdet, og som anerkjenner at hvert enkelt individ er bærer av en historie, en kultur og en identitet som fortjener å bli respektert. Ved å legge vekt på individualitet og personlig tilpasning kan pleierne tilby en virkelig helhetlig pleie, der pasienten alltid står i sentrum for pleieprosessen.

Kommunisere effektivt på tvers av språkbarrierer

I dagens medisinske landskap står helsepersonell ofte overfor kommunikasjonsutfordringer som forsterkes av språkbarrierer. Alzheimers sykdom, som påvirker hukommelse og kognisjon, forsterker disse utfordringene ytterligere. For sykepleiere som jobber på Alzheimersavdelinger, er det viktig å kunne navigere i disse språkbarrierene for å sikre effektiv og empatisk pleie.

1. Betydningen av ikke-verbal kommunikasjon:
Når ordene svikter eller ikke blir forstått, tar kroppsspråket over. Et beroligende smil, en forsiktig berøring eller en enkel gest som viser at du lytter, kan formidle et budskap om forståelse og støtte. Disse ikke-verbale nyansene kan ofte fungere som en bro mellom sykepleier og pasient når språket er en barriere.

2. Bruk av profesjonelle tolker:
Tolketjenester, enten det er personlig, per telefon eller via apper, kan være uvurderlige. En profesjonell tolk er ikke bare en oversetter av ord, men også en oversetter av kulturell kontekst, noe som sikrer at nyanser og nyanser bevares.

3. Teknologiske verktøy:
I dag finnes det et bredt spekter av applikasjoner og verktøy som kan forenkle oversettelse i sanntid. Selv om disse verktøyene ikke helt kan erstatte en menneskelig tolk, kan de være til stor hjelp ved raske interaksjoner eller når det ikke er noen tolk tilgjengelig.

4. Piktogrammer og bilder:
Bilder eller piktogrammer kan brukes til å illustrere handlinger, behov eller følelser. Disse visuelle verktøyene kan bygge bro over språkkløften, spesielt i situasjoner der det er avgjørende å forstå pasientens umiddelbare behov.

5. Opplæring og bevisstgjøring:
For sykepleiere er det viktig å få opplæring i interkulturelle kommunikasjonsteknikker og strategier for å overvinne språkbarrierer. Denne opplæringen gjør dem mer kompetente og selvsikre i møte med pasienter med annen språklig bakgrunn.

6. Oppmuntre til språklæring:
Et miljø der sykepleierne oppmuntres til å lære seg nøkkelfraser på flere språk kan styrke kommunikasjonen. Selv en enkel hilsen eller takk på pasientens morsmål kan skape en følelse av tilhørighet og respekt.

7. Passende dokumentasjon:
Skriftlig informasjon, enten det er i form av medisinske instruksjoner, informasjonsark eller retningslinjer, bør være tilgjengelig på flere språk for å imøtekomme behovene til et bredt spekter av pasienter.

Selv om språkbarrierer er utfordrende, trenger de ikke å være uoverstigelige hindringer i medisinsk behandling. Med de rette ressursene, den rette opplæringen og en dose kreativitet og empati kan sykepleiere sørge for effektiv kommunikasjon og øke pasientenes selvtillit og velvære. Når alt kommer til alt, er ønsket om å skape kontakt og forståelse noe som overskrider ord, og som er basert på en felles menneskelighet mellom pleier og pasient.

Kapittel 20

ALTERNATIVE OG KOMPLEMENTÆRE BEHANDLINGSFORMER

Aromaterapi, akupressur og andre utradisjonelle metoder

Til alle tider har menneskeheten søkt etter måter å helbrede, lindre og trøste på. Utenfor konvensjonell medisin har mange alternative behandlingsformer vokst frem og blitt integrert i klinisk praksis for å tilby en helhetlig tilnærming til behandling. I forbindelse med Alzheimers sykdom har aromaterapi, akupressur og andre utradisjonelle teknikker vist seg å være lovende metoder for å forbedre pasientenes livskvalitet.

1. Aromaterapi: Duftenes innflytelse på sinnet
Aromaterapi bruker eteriske oljer utvunnet fra planter for å stimulere velvære. Hos Alzheimer-pasienter har visse oljer, som lavendel og rosmarin, vist seg å ha en beroligende eller hukommelsesstimulerende effekt. Når disse oljene diffunderes eller masseres, kan de bidra til å redusere angst, forbedre søvnen og til og med stimulere visse minner.

2. Akupressur: velplassert trykk
Akupressur stammer fra akupunktur og er en teknikk der man bruker fingertrykk på bestemte punkter på kroppen for å balansere energier. Akupunktur kan bidra til å redusere rastløshet, forbedre søvnen og lindre smerter. Den største fordelen er at den ikke krever bruk av nåler, noe som gjør den mer akseptabel for noen pasienter.

3. Refleksologi
Refleksologi, som ofte fokuserer på føttene, går ut på at ulike punkter korresponderer med andre deler eller funksjoner i kroppen. Et forsiktig, målrettet trykk på disse punktene kan virke avslappende og lindre visse plager og bidra til å roe ned urolige Alzheimer-pasienter.

4. Lydterapi
Enten man bruker tibetanske boller, stemmegafler eller andre instrumenter, har lydterapi som mål å harmonisere kropp og sinn. For Alzheimers-pasienter kan disse lydene utløse minner, dempe angst eller rett og slett gi et øyeblikks avkobling.

5. Kromterapi
I denne terapien brukes farger til å påvirke humør og følelser. Visse farger, som blått eller grønt, kan virke beroligende, mens andre, som gult eller rødt, kan stimulere og gi energi.

Selv om disse teknikkene ikke påstår at de kan kurere Alzheimers sykdom, kan de gi øyeblikk av pusterom, avslapning og økt livskvalitet. Det er viktig at pleierne får opplæring i disse metodene, forstår dem og integrerer dem på en fornuftig måte i behandlingsforløpet, med respekt for pasientens preferanser og sikkerhet. Kombinert med konvensjonelle behandlinger åpner disse utradisjonelle behandlingsformene for en helhetlig, rik og variert pleie.

Evaluering av effektivitet og begrensninger

Hver alzheimerpasient er unik, med svært varierende symptomer, historie og respons på behandling. Selv om utradisjonelle teknikker som aromaterapi og akupressur i noen tilfeller har vist seg å være nyttige, er det viktig å evaluere dem grundig for å få en bedre forståelse av deres potensial og begrensninger.

1. Systematisk vurdering
Betydningen av dokumentasjon kan ikke undervurderes. Før man introduserer en alternativ behandling, er det avgjørende å etablere en basislinje for pasientens

symptomer, atferd og generelle velvære. Deretter må alle endringer, positive eller negative, registreres regelmessig og samvittighetsfullt for å gi en klar oversikt over effekten av teknikken.

2. Kliniske forsøk og studier
Evalueringen må ikke begrenses til anekdotiske observasjoner. Innføring av ukonvensjonelle teknikker i klinisk praksis må være basert på solide studier, kliniske forsøk eller metaanalyser som viser at de er effektive.

3. De observerte fordelene
Mange pasienter og pårørende rapporterer om en markant forbedring av livskvaliteten med noen av disse teknikkene. Enten det dreier seg om redusert angst, bedre søvn eller flere klare øyeblikk, kan disse verdifulle øyeblikkene bidra til økt velvære.

4. Grenser og forholdsregler
Det er også viktig å være klar over at ikke alle disse metodene vil fungere for alle pasienter. I tillegg kan noen av dem interferere med medikamentell behandling eller være kontraindisert på grunn av spesifikke tilstander. Noen eteriske oljer kan for eksempel være for sterke for pasienter med sensitiv hud, og akupressur anbefales ikke for pasienter med sirkulasjonsproblemer.

5. Betydningen av riktig opplæring
En av de største risikoene ved å ta i bruk utradisjonelle teknikker er feil implementering. Pleiepersonalet må ha god opplæring og forståelse for både teori og praksis for å kunne utføre disse behandlingsformene på en trygg måte.

I takt med at den tradisjonelle medisinen fortsetter å utvikle seg når det gjelder forståelse og behandling av Alzheimers sykdom, har man åpnet opp for komplementære behandlingsmetoder som gir et bredere spekter av verktøy for å forbedre pasientenes livskvalitet. Som med alle andre tiltak er det imidlertid viktig å foreta en grundig evaluering av deres effektivitet og begrensninger for å sikre trygg, respektfull og virkelig nyttig behandling.

Integrering i pleieplanen

Behandlingen av Alzheimers sykdom krever en helhetlig tilnærming som omfatter både tradisjonelle medisinske tiltak og, der det er hensiktsmessig, komplementære metoder. Å integrere disse ulike strategiene i en strukturert behandlingsplan er avgjørende for å sikre en helhetlig, individualisert og pasientsentrert tilnærming.

1. Innledende vurdering av pasienten
Før man utarbeider en pleieplan, er det viktig å foreta en fullstendig vurdering av pasienten. Denne vurderingen bør ikke bare omfatte sykdomsstadiet og symptomene, men også pasientens preferanser, sykehistorie, kulturelle og åndelige bakgrunn og familiens behov og ønsker.

2. Fastsette mål for pleieplanen
Målene må være tydelige, målbare og tilpasset hver enkelt pasient. Hvis en pasient for eksempel har mye angst, kan et mål være å redusere disse episodene ved hjelp av aromaterapi eller avslapping.

3. Utvelgelse av egnede tiltak
Når målene er satt, er neste trinn å finne ut hvilke intervensjoner som vil være mest fordelaktige. Hvis pasienten tidligere har vist interesse for musikk, kan musikkterapi integreres som et middel til kognitiv stimulering.

4. Koordinering med behandlingsteamet
Alle medlemmer av pleieteamet, fra leger til pleieassistenter, må være informert om pleieplanen og

forstå sin rolle i gjennomføringen av den. Denne koordineringen sikrer at pasienten får sammenhengende pleie, uavhengig av hvem som er involvert.

5. Løpende vurdering og justeringer
En pleieplan er aldri statisk. Den må jevnlig gjennomgås og justeres i henhold til sykdomsutviklingen, responsen på tiltak og eventuelle endringer i pasientens preferanser eller behov.

6. Familiens engasjement
Familien spiller en avgjørende rolle i behandlingen av Alzheimers sykdom. Pårørendes involvering kan variere, fra enkel informasjon til aktiv deltakelse i visse tiltak, for eksempel kunstterapi eller daglige spaserturer.

Det kan virke komplisert å integrere ulike behandlingsmetoder i en pleieplan for en pasient med Alzheimers sykdom. Men med en grundig vurdering, detaljert planlegging og effektiv kommunikasjon i pleieteamet er det mulig å skape et miljø som er rikt på tiltak som er skreddersydd for og til nytte for pasienten. Det er bare med denne integrerte tilnærmingen at de komplekse behovene til disse pasientene og deres familier virkelig kan dekkes.

Kapittel 21

SEKSUALITET HOS ALZHEIMER-PASIENTER

Seksualitetens behov og utfordringer

Selv om seksualitet ofte blir neglisjert i diskusjoner om behandling av pasienter med Alzheimers sykdom, er det en viktig del av menneskets identitet og velvære. Behovene og utfordringene knyttet til seksualitet i forbindelse med Alzheimers sykdom er komplekse og krever en sensitiv, respektfull og forståelsesfull tilnærming.

1. Anerkjenne gyldigheten av seksuelle behov
Selv om sykdommen utvikler seg, har mange pasienter fortsatt seksuelle behov og ønsker. Det er viktig at helsepersonell anerkjenner at disse følelsene er naturlige og gyldige, samtidig som de sikrer at pasienten er i stand til å gi informert samtykke.

2. Kommunikasjonsvansker
En av de største utfordringene er den gradvise svekkelsen av pasientens evne til å kommunisere sine ønsker, begrensninger og behov. Dette krever at pleierne er spesielt oppmerksomme på å tolke pasientens ikke-verbale atferd og sørge for at pasienten har det bra.

3. Upassende seksuell atferd
Noen pasienter kan utvikle upassende seksuell atferd som følge av nedsatt dømmekraft og hemninger. I slike tilfeller er det viktig å møte situasjonen med medfølelse, forsøke å forstå den underliggende årsaken til atferden og iverksette strategier for å håndtere den.

4. Rollen til familie og venner
Pasientenes ektefeller og partnere kan oppleve motstridende følelser, der de pendler mellom ønsket om å opprettholde intimiteten med sin kjære og sorgen over det gradvise tapet av personen de kjente. Psykologisk støtte er viktig for å hjelpe dem med å navigere i dette vanskelige området.

5. Spørsmål om samtykke
Den kognitive svikten som er forbundet med Alzheimers sykdom, gir grunn til bekymring når det gjelder samtykke i forbindelse med seksuelle relasjoner. Det er viktig med opplæring av personalet og klare retningslinjer for vurdering av samtykkekompetanse.

6. Terapeutiske tilnærminger
For noen pasienter kan det være nyttig med spesifikk behandling, for eksempel parterapi eller sexterapi. Disse tiltakene kan bidra til å behandle seksuelle problemer som oppstår i forbindelse med sykdommen.

Seksualitet i forbindelse med Alzheimers sykdom byr på mange utfordringer, men er nært knyttet til pasientens verdighet, identitet og velvære. Passende, respektfull og velinformert omsorg kan gjøre det mulig for pasienter og deres partnere å oppleve sin seksualitet på en trygg og tilfredsstillende måte.

Administrere upassende seksuell atferd

Utbruddet av upassende seksuell atferd hos Alzheimer-pasienter kan være en stor kilde til bekymring for pleiere, pårørende og andre pasienter. Selv om dette er et ømtålig tema, er det et aspekt ved pleien som pleierne må håndtere med følsomhet, profesjonalitet og empati.

1. Forstå opprinnelsen til atferd
Upassende seksuell atferd kan være et resultat av en rekke faktorer, blant annet :
- Tap av hemninger på grunn av svekkelse av frontallappene.
- Feiltolkning av sosiale signaler eller forvirring mellom mennesker.

- Uoppfylte behov, for eksempel behov for fysisk kontakt eller kjærlighet.

2. Forebygging og trygge omgivelser
    - Sørg for at fellesområdene er under oppsyn, og at pasientene har et privat område for sine personlige behov.
    - Oppmuntre til strukturerte aktiviteter som reduserer kjedsomhet og frustrasjon, noe som kan føre til uhensiktsmessig atferd.
    - Gi de ansatte spesifikk opplæring i hvordan de kan forutse og håndtere slik atferd.

3. Ikke-konfronterende intervensjoner
Når upassende atferd oppstår :
    - Avled pasientens oppmerksomhet til en annen aktivitet.
    - Svar rolig og forsiktig, og unngå å uttrykke sinne eller frustrasjon.
    - Forklar enkelt og tydelig hvilke grenser som gjelder.

4. Kommunikasjon med familiene
Det er viktig å involvere familien i håndteringsprosessen. Informer dem om forekomsten av slik atferd og forsikre dem om hvilke tiltak som er iverksatt for å håndtere den. Denne åpenheten skaper tillit mellom helseteamet og pasientens familie.

5. Ny medisinsk vurdering
    - Ta kontakt med legen din for å finne ut om det er noen underliggende medisinske årsaker, for eksempel en urinveisinfeksjon, som kan bidra til denne atferden.
    - Gjennomgå nåværende medisiner for å sikre at de ikke forverrer problemet.

6. Støtte og opplæring av personalet
Personalet må få opplæring i å gjenkjenne og reagere på upassende seksuell atferd. Debriefing og støttegrupper kan

hjelpe de ansatte med å håndtere stresset og følelsene som er forbundet med slike situasjoner.

Selv om det er utfordrende, kan upassende seksuell atferd håndteres med en kombinasjon av forebyggende tiltak, skreddersydde intervensjoner og åpen kommunikasjon. Respekten for pasientens verdighet, samtidig som sikkerheten for alle ivaretas, må alltid stå i sentrum.

Utdanning og bevisstgjøring omsorgsteamet

I det komplekse og krevende miljøet på en Alzheimerenhet er det viktig med kontinuerlig opplæring og bevisstgjøring av pleieteamet. Det handler ikke bare om å formidle tekniske ferdigheter, men også om å utvikle en dypere forståelse av sykdommens spesifikke utfordringer, styrke empatien og forbedre intervensjonsteknikkene.

1. Forståelse av Alzheimers sykdom
   Biologisk grunnlag: Forståelse av de underliggende nevrologiske mekanismene, hvilke områder av hjernen som påvirkes og hvilke symptomer som er forbundet med dem.
   Psykososial påvirkning: Erkjennelse av hvordan sykdommen påvirker pasientens relasjoner, selvfølelse og velvære.
2. Teknikker for personsentrert tilnærming
   Vektlegging av pasientens verdighet, preferanser og individuelle behov.
   Husk at bak sykdommen skjuler det seg en person med en historie, liker og misliker, og en egen identitet.
3. Effektiv kommunikasjon med pasientene
   Lær deg å bruke et enkelt, klart og gjentagende språk.

- Kjenn til teknikker for å engasjere, berolige og avdramatisere anspente situasjoner.
4. Identifisere og håndtere vanskelig atferd
    - Forståelse av vanlige utløsende faktorer og faresignaler.
    - Ikke-farmakologiske intervensjonsteknikker for å håndtere blant annet uro, aggresjon og depresjon.
5. Tverrfaglig samarbeid
    - Verdsette rollen til hvert enkelt medlem av teamet, fra leger til pleieassistenter.
    - Tverrfaglige kommunikasjonsteknikker for sammenhengende, koordinert behandling.
6. Betydningen av teamets emosjonelle helse
    - Gjenkjenne tegn på utbrenthet og metoder for forebygging.
    - Fremme goodwill og gjensidig støtte.
7. Videreutdanning
    - Hold deg oppdatert på utviklingen innen forskning, behandling og beste praksis.
    - Oppmuntre til deltakelse på workshops, konferanser og spesialkurs.
8. Interaksjon med familier
    - Teknikker for å kommunisere effektivt med pårørende, håndtere deres forventninger og involvere dem i pleien.

Opplæring og bevisstgjøring er ikke bare formaliteter: Det er grunnlaget for respektfull og effektiv pleie av høy kvalitet. Ved å investere i etterutdanning og bevisstgjøring kan institusjonene sørge for at alle pasienter får riktig pleie, samtidig som pleieteamet får støtte og blir verdsatt i sin viktige rolle.

Kapittel 22

TERAPEUTISKE AKTIVITETER OG FRITIDSAKTIVITETER

Betydningen av sosialt engasjement og stimulering

Sosial involvering og stimulering er to viktige elementer i behandlingen av pasienter som lider av Alzheimers sykdom. Selv om denne sykdommen ofte kan virke som om den isolerer folk fra omgivelsene, har disse to tilnærmingene som mål å bryte denne ensomheten og opprettholde pasientens livskvalitet så mye som mulig. La oss se nærmere på deres betydning og fordeler.

Menneskets sosiale natur
Mennesket er av natur et sosialt vesen. Våre erfaringer, minner og relasjoner er hjørnesteinene i vår identitet. For Alzheimers-pasienter kan disse båndene falme, men det grunnleggende behovet for tilhørighet består. Sosialt engasjement gir mulighet til å gjenopplive disse båndene, stimulere minner og styrke følelsen av tilhørighet.

Fordelene med kognitiv stimulering
Stimulering, enten det er kognitiv, sensorisk eller fysisk, er som gymnastikk for hjernen.
Det har den effekten at :
- **Bremse utviklingen av symptomene**: Selv om det ikke finnes noen kur mot sykdommen, kan regelmessig stimulering bidra til å bevare visse kognitive funksjoner lenger.
- **Styrke selvfølelsen**: Å delta i stimulerende aktiviteter og fullføre visse oppgaver, selv om de er enkle, kan gi en følelse av mestring.

Sosiale aktiviteter som et middel til velvære
Aktiviteter som samtalegrupper, sang, brettspill eller gruppeturer kan ha mange fordeler:

- **Mindre følelse av isolasjon**: Å føle seg som en del av et fellesskap eller en gruppe kan redusere følelsen av ensomhet og isolasjon.
- **Emosjonell stimulering**: De positive følelsene som skapes av sosial interaksjon kan ha en positiv innvirkning på den generelle trivselen.

Rutinenes uvurderlige verdi
Kjente rutiner, kombinert med regelmessig stimulering, kan gi en følelse av normalitet og forutsigbarhet for pasienter som ofte kan føle seg desorienterte og engstelige.

Sosialt engasjement og stimulering er ikke bare distraksjoner, det er avgjørende for livskvaliteten til Alzheimers-pasienter. I en verden som noen ganger kan virke uklar og desorienterende, kan disse øyeblikkene med kontakt og aktivering gi en følelse av mening, glede og tilhørighet. De minner pasientene og omgivelsene om at det bak sykdommen fortsatt finnes en person med behov, ønsker og evne til å føle og engasjere seg.

Eksempler på tilpassede aktiviteter på ulike stadier av sykdommen

Å tilpasse aktivitetene etter hvert som Alzheimers sykdom utvikler seg er avgjørende for å sikre pasientens velvære, komfort og engasjement. Valget av aktiviteter bør ta hensyn til sykdomsstadiet, individuelle preferanser og pasientens gjenværende evner. La oss se på noen eksempler på aktiviteter for hvert stadium.

1. Tidlig stadium:
På dette stadiet er personer med Alzheimers sykdom ofte fortsatt selvstendige i mange av dagliglivets aktiviteter.

Aktivitetene er først og fremst rettet mot å stimulere hjernen og opprettholde eksisterende ferdigheter.
- **Lesing**: Oppmuntre til lesing av aviser, magasiner og romaner.
- **Brettspill**: sjakk, scrabble, kortspill.
- **Håndverksaktiviteter**: maling, strikking, hagearbeid.
- **Lytte til musikk og danse**: Velg sanger de liker.
- **Intellektuelle aktiviteter**: kryssord, sudoku, gåter.

2. Moderat stadium:
I dette stadiet utvikler sykdommen seg, og det oppstår mer markante kognitive utfall. Aktivitetene forenkles, men gir fortsatt en følelse av tilfredsstillelse.
- **Enkel matlaging**: bake småkaker, pynte kaker.
- **Se på bilder**: bla i fotoalbum og mimre.
- **Sang**: Syng tradisjonelle sanger eller barnerim.
- **Tilpasset fysisk trening**: gåturer, tai chi, skånsom yoga.
- **Sanseaktiviteter**: lett hagearbeid, håndtering av gjenstander med struktur.

3. Avansert stadium:
På dette stadiet er den verbale kommunikasjonen ofte begrenset, og de sensoriske behovene blir viktigere. Aktivitetene er først og fremst rettet mot å trøste, berolige og skape en følelse av trygghet.
- **Berøringsterapi**: Mild massasje med velduftende kremer.
- **Musikkterapi**: Lytte til beroligende eller kjente melodier.
- **Kunstterapi**: fingermaling, modellering med modelleringsleire.
- **Vannterapi**: Avslappende varme bad eller enkle vannleker.
- **Lysstimulering**: Se på myke lys eller stjerneprojektorer.

Hver person med Alzheimers sykdom er unik, og deres preferanser og evner vil variere. Det er viktig å observere og lytte nøye til pasientens reaksjoner, tilpasse aktivitetene deretter og alltid nærme seg hver aktivitet med tålmodighet, empati og respekt. Nøkkelen er å finne måter å opprettholde kontakten på, stimulere hjernen og kroppen og tilby øyeblikk av glede, ro og trøst i alle stadier av sykdommen.

Integrering av frivillige og familier

I tillegg til helsepersonell spiller pårørende og frivillige en avgjørende rolle når det gjelder å støtte personer med Alzheimers sykdom. Deres engasjement kan ikke bare forbedre pasientens livskvalitet, men også lette arbeidsbyrden til helsepersonell. Denne integreringen krever imidlertid en godt koordinert tilnærming, basert på opplæring, kommunikasjon og gjensidig respekt.

1. De frivilliges rolle:
    Komplementære tjenester: Frivillige kan tilby tjenester som utfyller de profesjonelle tjenestene, for eksempel fritidsaktiviteter, lesing eller rett og slett selskap.
    Opplæring: For at de frivillige skal være effektive, er det avgjørende at de får opplæring i Alzheimers sykdom, kommunikasjonsteknikker og rollens begrensninger.
    Koordinering: Det forventes at de frivillige samarbeider tett med pleieteamet, deler observasjoner og bekymringer og mottar råd og støtte.
2. Familieforpliktelse:
    Persontilpasset pleie og omsorg: Pårørende har inngående kjennskap til den syke, hans eller hennes preferanser og historie. De kan bidra til å tilpasse

pleien og aktivitetene, noe som gjør opplevelsen mer meningsfull for pasienten.

Emosjonell støtte: Tilstedeværelsen av nære og kjære kan berolige og berolige pasientene og styrke deres følelse av trygghet og tilhørighet.

Kommunikasjon: Regelmessig utveksling av informasjon mellom det medisinske teamet og familiene er avgjørende for å dele informasjon, avstemme forventninger og samarbeide om beslutninger.

3. Etablere protokoller:

Orientering: Både frivillige og pårørende bør få veiledning om hvordan avdelingen fungerer, hvilke regler som skal følges og hvordan de skal forholde seg til pasienter og ansatte.

Tilbakemelding: Det er en fordel å avholde regelmessige møter for å innhente tilbakemeldinger, dele fremgang og diskutere utfordringer.

Grenser: Selv om vi setter stor pris på engasjementet til frivillige og familier, er det viktig å definere tydelig hvor grensene går for å unngå forvirring eller overskridelse av profesjonelle roller.

Å involvere frivillige og pårørende i omsorgen for Alzheimers-pasienter er en laginnsats som krever koordinering, respekt og kommunikasjon. Når dette samarbeidet håndteres på en god måte, kan det tilføre enorm verdi, berike pasientenes liv og støtte opp om helsepersonellets utrolige arbeid.

Kapittel 23

ØKONOMISKE SPØRSMÅL ALZHEIMEROMSORG

Kostnadene for pleie og omsorg: et globalt perspektiv

På grunn av sykdommens kompleksitet, varighet og konsekvenser er Alzheimers sykdom en økonomisk utfordring, ikke bare for pasientens familie, men også for det offentlige og private helsevesenet. For å kunne forutse, planlegge og allokere ressurser på en effektiv måte er det viktig å forstå de samlede kostnadene ved behandlingen.

1. Direkte kostnader:
    - **Legetjenester**: Dette er kostnader til legekonsultasjoner, sykehusinnleggelser, medikamentell behandling, spesialistbehandling og andre helsetjenester.
    - **Pleie hjemme og på institusjon**: Å ansette hjemmehjelpere eller gi pleie på et spesialisert aldershjem kan utgjøre en betydelig kostnad.
    - **Medisinsk utstyr**: Alt fra overvåkningsutstyr til tilpasset sengetøy kan fort bli dyrt.
2. Indirekte kostnader:
    - **Inntektstap**: Familier kan bli nødt til å redusere arbeidstiden eller til og med slutte i jobben for å ta seg av en nærstående med Alzheimers sykdom.
    - **Sosiale kostnader**: Stress, depresjon og utmattelse blant omsorgsgivere kan føre til ekstra kostnader for familiens psykiske helse og velvære.
3. Kostnader for samfunnet:
    - **Helsevesenet**: Hyppige sykehusinnleggelser, spesialistkonsultasjoner og langvarige behandlinger legger press på de offentlige finansene.
    - **Økonomisk produktivitet**: Redusert arbeidstid for pleiepersonalet og en eventuell tidlig tilbaketrekning av pasienter fra arbeidsmarkedet kan ha økonomiske konsekvenser.

4. Avbøtende strategier:

- **Forsikring og dekning**: Spesialforsikringer kan bidra til å dekke visse kostnader, men det er viktig å sette seg inn i vilkårene og begrensningene.
- **Tidlig økonomisk planlegging**: Å konsultere en økonomisk planlegger ved de første tegnene på sykdommen kan bidra til å etablere en strategi for å håndtere fremtidige kostnader.
- **Statlig støtte**: Finn ut mer om støtte og godtgjørelser som er tilgjengelige for Alzheimers-pasienter og deres familier.
- **Initiativer i lokalsamfunnet**: Noen lokalsamfunnsprogrammer eller frivillige organisasjoner tilbyr billige eller gratis tjenester, for eksempel støttegrupper, workshops og tilpassede aktiviteter.

Det er ingen tvil om at kostnadene ved Alzheimers pleie er betydelige, men med en grundig forståelse, tidlig planlegging og tilgang til passende ressurser kan familier navigere i dette økonomiske landskapet med større trygghet og ro i sinnet.

Finansiering og medisinsk dekning

Behandling av Alzheimers sykdom er langt mer enn bare medisinsk behandling. Det innebærer en helhetlig tilnærming som tar hensyn til det kliniske aspektet, pasientens velvære, familiens støtte og, uunngåelig, de økonomiske aspektene. Det er viktig å forstå de ulike finansieringsmekanismene og alternativene for medisinsk dekning for å sikre optimal omsorg for pasienten og samtidig bevare familiens ressurser.

1. Helseforsikringslandskapet:
   - **Offentlig forsikring**: I mange land tilbyr offentlige helsesystemer en viss dekning for Alzheimerspasienter. Det er viktig å finne ut hvilke kriterier som gjelder, hvilke ytelser som dekkes og eventuelle refusjonsgrenser.
   - **Privat forsikring**: Avhengig av forsikringspolisen kan visse typer forsikringer dekke en betydelig del av kostnadene. Klausuler og unntak kan imidlertid variere. Det er viktig å sette seg inn i forsikringspolisen og vurdere tilleggsforsikringer spesielt for langtidspleie eller degenerative sykdommer.
2. Offentlig støtte og subsidier:
   - **Nasjonale programmer**: Noen land har egne programmer for å hjelpe Alzheimerpasienter og deres familier økonomisk, enten i form av direkte støtte, skattefritak eller andre støttetiltak.
   - **Lokale initiativer**: Tilskudd eller finansiering kan også være tilgjengelig på lokalt nivå, gjennom byråd eller regionale organer.
3. Skjulte kostnader:
   - **Ikke-refunderte legemidler**: Ikke alle legemidler dekkes av forsikringen. Det er viktig å finne ut av dette på forhånd og vurdere alternativer eller medisinske hjelpeprogrammer.
   - **Ikke-konvensjonell** behandling: Terapier som musikk- eller kunstterapi kan være nyttige, men blir ikke alltid refundert. Det er verdt å undersøke om det finnes lokale initiativer eller frivillige organisasjoner som kan tilby slike tjenester til redusert pris eller gratis.
4. Langsiktig planlegging:
   - **Stiftelsesfond**: Opprettelse av et legat eller en egen sparing kan bidra til å dekke fremtidige kostnader og sikre kontinuitet i omsorgen.

Finansiell rådgivning: Å **rådføre seg med** en finansekspert, spesielt en som spesialiserer seg på medisinsk behandling eller langtidspleie, kan hjelpe deg med å navigere i det komplekse økonomiske landskapet rundt Alzheimers pleie.

5. Forskning og påvirkningsarbeid:

Hold deg oppdatert: Myndighetenes retningslinjer, støtteprogrammer og forsikringsalternativer er i stadig utvikling. Det er viktig å holde seg oppdatert for å maksimere dekningen og finansieringen som er tilgjengelig.

Samfunnsengasjement: Å engasjere seg i foreninger eller interessegrupper kan ikke bare gi støtte, men også påvirke politikk og finansieringsprogrammer i positiv retning.

Finansieringen og den medisinske dekningen av Alzheimers-behandling krever et helhetssyn som ikke bare omfatter pasientens umiddelbare behov, men også de langsiktige konsekvensene for familien. En proaktiv, informert og planlagt tilnærming kan bidra til å sikre best mulig livskvalitet for pasienten, samtidig som familiens økonomi ivaretas.

Økonomisk verdi spesialsykepleier

Spesialsykepleiere er med sin grundige utdanning og avanserte kompetanse en viktig del av det medisinske landskapet. I tillegg til sin kliniske rolle har spesialsykepleiere en økonomisk verdi som ofte undervurderes, både for helseforetakene og for helsevesenet som helhet. La oss se på de mange aspektene ved denne økonomiske verdien.

1. Redusere sykehuskostnadene:
   - **Færre reinnleggelser**: Takket være spesialisert behandling og en pasientsentrert tilnærming kan spesialsykepleieren bidra til å redusere antall reinnleggelser, noe som innebærer betydelige besparelser for sykehusene.
   - **Optimalisering av ressurser**: Takket være deres ekspertise kan de ofte håndtere komplekse tilfeller effektivt, noe som minimerer sykehusopphold og bruk av kostbare ressurser.
2. Forbedre effektiviteten i behandlingen:
   - **Informert beslutningstaking**: Spesialsykepleieren er ofte involvert i etiske komiteer, tenketanker eller styrer, og bidrar til mer strategiske og økonomisk fordelaktige beslutninger.
   - **Opplæring og veiledning**: Ved å lære opp andre sykepleiere bidrar de til å forbedre teamets samlede kompetanse, noe som fører til mer effektiv pleie og færre kostbare medisinske feil.
3. Øke verdien av poliklinisk behandling:
   - **Hjemmesykepleie**: Etter hvert som behovene for helsetjenester utvikler seg, tilbys stadig flere tjenester utenfor sykehus. Spesialsykepleieren spiller en sentral rolle når det gjelder å tilby hjemmesykepleie av høy kvalitet og dermed redusere kostnadene forbundet med lange sykehusopphold.
4. Forskning og innovasjon:
   - **Deltakelse i klinisk forskning**: Spesialsykepleiere står ofte i spissen for kliniske studier og bidrar til utviklingen av beste praksis, noe som kan føre til langsiktige besparelser.
   - **Innføring av innovativ teknologi**: Takket være sin avanserte opplæring er de ofte de første til å ta i bruk og lære opp andre fagfolk i ny teknologi eller nye teknikker, noe som optimaliserer behandlingen og reduserer kostnadene.

5. Pasienttilfredshet:

   Behandlingskvalitet: Behandling som gis av spesialsykepleiere er ofte synonymt med overlegen kvalitet, noe som øker pasienttilfredsheten og kan ha positive økonomiske konsekvenser, særlig når det gjelder å holde på pasientene og positiv jungeltelegraf.

6. Samarbeid med annet helsepersonell:

   Pleiekoordinering: Spesialsykepleieren fungerer ofte som en bro mellom ulike spesialister og sørger for at pasienten får koordinert behandling, noe som kan redusere dobbeltarbeid, unødvendige tester og andre unødvendige kostnader.

Spesialsykepleiernes økonomiske verdi strekker seg langt utover deres blotte tilstedeværelse på sykehuset eller klinikken. Det er en kombinasjon av klinisk ekspertise, innovasjon, opplæring og koordinering som til sammen tilfører hele helsevesenet en enorm verdi.

Kapittel 24

STØTTENETTVERK OG TILGJENGELIGE RESSURSER

Foreninger og organisasjoner dedikert til Alzheimers

I helsevesenets enorme verden spiller støtte fra lokalsamfunnet en viktig rolle ved å gi pasienter, pårørende og helsepersonell ressurser, opplæring og støtte. Blant de mange sykdommene som rammer verdens befolkning, har Alzheimers sykdom, med sin kompleksitet og sine mange utfordringer, ført til opprettelsen av et stort antall foreninger og organisasjoner. Disse organisasjonene spiller en viktig rolle når det gjelder bevisstgjøring, forskning, støtte til pasienter og pårørende og opplæring av helsepersonell.

1. Bevisstgjøring og påvirkningsarbeid:
    Globale kampanjer: Mange organisasjoner, for eksempel World Alzheimer's Association, kjører globale bevisstgjøringskampanjer for å fremheve viktigheten av å anerkjenne og investere i Alzheimerforskning.
    Verdens Alzheimerdag: Denne dagen, som feires hvert år 21. september, er viet til å øke bevisstheten om Alzheimers sykdom og dens konsekvenser.
2. Forskning og utvikling:
    Forskningsfinansiering: Organisasjoner som Alzheimer's Research UK og Alzheimer's Association i USA finansierer aktivt lovende forskning med sikte på å finne mer effektive behandlinger og i siste instans en kur.
    Konferanser og symposier: Disse organisasjonene arrangerer jevnlig konferanser som samler forskere fra hele verden og oppmuntrer til deling av kunnskap og innovasjoner.
3. Støtte til pasienter og pårørende:
    Hjelpetelefoner: Mange organisasjoner tilbyr hjelpetelefoner der pasienter og pårørende kan få råd, støtte og informasjon.

Støttegrupper: Disse gruppene, som ofte ledes av fagpersoner eller frivillige, tilbyr et trygt sted der man kan dele, lære og finne trøst.

4. Opplæring og ressurser for fagpersoner:

Workshops og seminarer: Disse sesjonene er utformet for å hjelpe helsepersonell med å holde seg oppdatert på den nyeste praksisen og oppdagelsene innen behandling av Alzheimers sykdom.

Publikasjoner og retningslinjer: Organisasjoner utgir ofte veiledninger, brosjyrer og andre trykte ressurser for å utdanne og informere fagfolk om ulike aspekter ved sykdommen.

5. Internasjonalt samarbeid:

Nettverk og partnerskap: Organisasjoner arbeider ofte i nettverk og deler ressurser, informasjon og beste praksis på tvers av landegrensene.

Utvekslingsprogrammer: Noen av disse gjør det mulig for forskere og helsepersonell å samarbeide med sine internasjonale kolleger, noe som beriker deres forståelse og tilnærming til sykdommen.

Alzheimerforeninger og -organisasjoner spiller en avgjørende rolle i kampen mot sykdommen. Ikke bare gir de viktig støtte til pasienter og pårørende, men de bidrar også i betydelig grad til forskning, utdanning og global bevisstgjøring. For helsepersonell er de uvurderlige allierte som tilbyr verktøy, ressurser og et viktig støttenettverk.

Profesjonelle nettverk for sykepleiere

Legekunsten, med sine konstante utfordringer, stadige utvikling og etiske krav, krever et kontinuerlig og effektivt samarbeid mellom fagpersoner. For sykepleiere er det viktig å delta aktivt i faglige nettverk for å holde seg oppdatert, dele erfaringer, få støtte og bidra til utviklingen av yrket. La oss se nærmere på disse nettverkene og hvilken rolle de spiller for den moderne sykepleieren.

1. Betydningen av profesjonelle nettverk:
    - **Oppdatering og etterutdanning**: Den medisinske verden endrer seg raskt. Nettverkene gir sykepleierne tilgang til opplæring, konferanser og workshops for å holde seg oppdatert på den nyeste praksisen.
    - Erfaringsutveksling: Kliniske utfordringer viser seg ofte på mange forskjellige måter. Erfaringsutveksling med kolleger kan gi råd, tips og nye perspektiver for å forbedre behandlingen.
    - **Emosjonell og faglig støtte**: Sykepleie er et krevende yrke. Nettverk er et sted der man kan dele bekymringer, finne støtte og noen ganger rett og slett koble av.
2. Typer av nettverk:
    - **Profesjonsforeninger**: Organisasjoner som College of Nurses og American Nurses Association tilbyr sine medlemmer faglige utviklingsmuligheter og ressurser, og forsvarer sykepleiernes rettigheter.
    - **Spesialistgrupper**: For sykepleiere som jobber med spesifikke fagområder, for eksempel pediatri, onkologi eller geriatri, finnes det spesialistgrupper som fokuserer på disse områdene.
    - **Nettbaserte plattformer**: Fora, sosiale nettverksgrupper og dedikerte nettsteder gjør det mulig for sykepleiere å komme i kontakt med hverandre virtuelt og dele ressurser, historier og råd.
    - **Lokale grupper og workshoper**: Noen ganger dannes det grupper på lokalt nivå som organiserer møter, utvekslinger og workshoper for å styrke lokale ferdigheter og nettverk.
3. Engasjere seg aktivt:
    - **Deltakelse på arrangementer**: Konferanser, workshops og seminarer gir ikke bare muligheter for læring, men også for nettverksbygging.

Aktivt bidrag: Å dele artikler, delta i diskusjoner og foreslå kurs er alle måter å bidra til nettverkets vitalitet på.

Mentorskap: For erfarne sykepleiere er det å være mentor for unge yrkesutøvere en verdifull måte å overføre kunnskap og berike yrket på.

4. Overvinne utfordringer:

Tid: Selv om fordelene er mange, krever aktiv deltakelse i et nettverk tid. Det er viktig å finne en balanse mellom faglig ansvar og engasjement i disse nettverkene.

Meningsmangfold: I enhver gruppe vil det være meningsforskjeller. Aktiv lytting, gjensidig respekt og vilje til å forstå er avgjørende for å få mest mulig ut av disse meningsutvekslingene.

For den moderne sykepleieren er faglige nettverk mye mer enn bare et medlemskort. De representerer en åpen dør til bedre klinisk praksis, kontinuerlig støtte og faglig utvikling. Ved å engasjere seg aktivt kan sykepleiere ikke bare berike sin egen karriere, men også bidra til vekst og vitalitet i hele yrket.

Etterutdanning og webinarer

Dynamikken i den medisinske verden krever kontinuerlig oppdatering av ferdigheter og kunnskap. Etter- og videreutdanning er blitt en hjørnestein i sykepleieryrket, og sikrer at pleierne har de verktøyene og den kompetansen de trenger for å gi optimal pleie. I den digitale tidsalderen er webinarer blitt svært viktige, og de gir en enestående fleksibilitet og tilgang til opplæring.

1. Etter- og videreutdanning: et profesjonelt imperativ :
    - **Endringer i praksis**: Teknikker, legemidler og teknologi er i stadig utvikling. Kontinuerlig opplæring gjør det mulig for sykepleiere å holde seg oppdatert på disse endringene.
    - **Garantert kvalitet på behandlingen**: Regelmessig opplæring sikrer at pasientene får behandling basert på den nyeste kunnskapen og de nyeste anbefalingene.
    - **Faglig utvikling**: Opplæring bygger selvtillit og kompetanse, og kan åpne dører til nye spesialiseringer eller karrieremuligheter.
2. Webinarer: utdanning bare et klikk unna :
    - **Fleksibilitet**: Sykepleiere har ofte travle og uregelmessige timeplaner. Webinarer kan følges live eller on demand, avhengig av tilgjengelighet.
    - **Mangfold av temaer**: Fra sårbehandling til psykologi og teknologiske nyvinninger - det finnes webinarer for enhver nisje og interesse.
    - **Interaktivitet**: De fleste webinarer byr på spørsmål og svar, noe som gir mulighet for direkte interaksjon med ekspertene.
3. Slik maksimerer du effekten av webinarer:
    - **Dedikert plass**: Et rolig, distraksjonsfritt miljø forbedrer konsentrasjonen og gjør det lettere å holde på informasjonen.
    - **Aktiv deltakelse**: Å stille spørsmål, ta notater og delta i diskusjoner i etterkant av webinaret styrker læringen.
    - **Omsette det i praksis**: Etter et webinar er det lurt å tenke på hvordan du kan bruke det du har lært i din daglige praksis.
4. Finne de riktige ressursene :
    - **Profesjonsforeninger**: Mange foreninger tilbyr gratis eller rabatterte webinarer for sine medlemmer.

- **Universiteter og institusjoner**: Mange tilbyr etterutdanningsprogrammer, inkludert webinarer, for helsepersonell.
- Spesialiserte **plattformer**: Det finnes spesialiserte plattformer som samler webinarer fra ulike fagområder, slik at sykepleierne kan velge økter som dekker deres spesifikke behov.

Etterutdanning er mye mer enn et faglig krav: Det er en demonstrasjon av sykepleiernes engasjement for yrket og pasientene. I en verden der informasjon er lett tilgjengelig, er webinarer en verdifull mulighet for læring, vekst og utvikling.

Kapittel 25

HISTORIE OG UTVIKLING ALZHEIMER-ENHETER

Fødsel og nødvendighet spesialiserte enheter

Etter hvert som medisinen og sykdomsforståelsen utviklet seg gjennom tidene, ble behovet for mer målrettede tilnærminger til spesifikke tilstander tydelig. Spesialistenhetene, som oppsto som et svar på dette behovet, har endret måten pleie og omsorg gis på, spesielt for komplekse tilstander som Alzheimers.

1. Utviklingen av pasientbehandling :
I løpet av de siste tiårene har sykehus og omsorgssentre utviklet seg fra å være generaliststrukturer til å bli stadig mer spesialiserte enheter. Dette har vist seg å være spesielt gunstig for sykdommer som krever spesiell oppmerksomhet, ressurser og kompetanse.

2. Bevissthet om kompleksiteten i Alzheimers sykdom:
Alzheimers sykdom, med sin snikende progresjon og mange fasetter, krever helhetlig behandling. Det har blitt klart at omsorgen for disse pasientene går langt utover medisinsk behandling og omfatter psykososiale, atferdsmessige og miljømessige aspekter.

3. Opprettelse av spesialiserte enheter :
Som svar på disse utfordringene vokste det frem spesialiserte enheter. Disse enhetene, som ofte var integrert i langtidsinstitusjoner, var spesielt utformet for å imøtekomme de unike behovene til Alzheimers-pasienter.

4. Fordelene med spesialistbehandling :
- **Tilpasset miljø**: Spesialiserte enheter er utformet for å ta hensyn til pasientenes kognitive og fysiske utfordringer, noe som reduserer risikoen for fall og rømning.
- **Spesialutdannede team**: Personalet på disse enhetene er opplært til å forstå og respondere på de atferdsmessige manifestasjonene som ofte forekommer hos Alzheimers-pasienter.

Tverrfaglig tilnærming: Disse enhetene samler et bredt sammensatt team av leger, sykepleiere, ergoterapeuter, psykologer osv. for å gi helhetlig behandling. - for å gi omfattende behandling.

Familiestøtte: Disse enhetene erkjenner den følelsesmessige belastningen sykdom kan være for pårørende, og tilbyr ofte spesifikke ressurser og støtte til familier.

5. Fremtiden for spesialiserte enheter :

Med den økende forekomsten av Alzheimers sykdom og beslektede lidelser vil behovet for slike spesialenheter bare øke. Det er sannsynlig at vi i fremtiden vil se en utvidelse av disse enhetene, i tillegg til fremveksten av nye behandlingsmetoder, teknologier og innovative terapier.

Opprettelsen av spesialiserte Alzheimerenheter symboliserer en viktig utvikling i pasientbehandlingen. De representerer en anerkjennelse av sykdommens kompleksitet og en forpliktelse til en virkelig pasientsentrert tilnærming til behandling.

Endringer i praksis og behandlingsformer

Et blikk på Alzheimers-behandlingens historie avslører en radikal endring i terapeutiske tilnærminger. Måten vi oppfatter, forstår og behandler denne sykdommen på har utviklet seg med stormskritt, noe som gjenspeiler medisinske fremskritt, sosiokulturelle endringer og økt vitenskapelig kunnskap.

1. Innledende forståelse :
I den første tiden da Alzheimers sykdom ble anerkjent medisinsk, ble sykdommen ofte misforstått og forvekslet med normal aldring eller andre psykiatriske tilstander. Tiltakene var i stor grad uspesifikke og fokuserte på

pasientens komfort snarere enn på en dypere forståelse av sykdommen.

2. Fremveksten av farmakologiske behandlinger :
Etter hvert som forskningen utviklet seg, kom de første legemidlene som var spesielt utviklet for å behandle Alzheimers symptomer. Selv om de ikke kan kurere sykdommen, har de markert et vendepunkt når det gjelder å håndtere visse symptomer og forbedre livskvaliteten.

3. Fremveksten av ikke-farmakologiske behandlingsformer:
Ved siden av farmakoterapi har det vokst frem en økende bevissthet om betydningen av ikke-farmakologiske tiltak. Terapier som musikkterapi, kunstterapi og kognitiv stimuleringsterapi har begynt å bli integrert i behandlingsplanene, noe som understreker betydningen av en helhetlig tilnærming.

4. En pasientsentrert tilnærming :
Med tiden har behandlingen utviklet seg til å fokusere på personen i stedet for sykdommen. I stedet for å fokusere utelukkende på svakheter, har tilnærmingen blitt mer fokusert på pasientens gjenværende styrker, med sikte på å maksimere livskvalitet og uavhengighet.

5. Integrering av teknologi :
I moderne tid har teknologi i økende grad blitt integrert i behandlingen av Alzheimers-pasienter. Teknologien har blitt en verdifull alliert for både pleiere og pasienter, fra overvåking til kognitiv stimulering og kommunikasjonsverktøy.

6. Mot en lovende fremtid :
Etter hvert som forskningen på Alzheimers sykdom skrider frem, dukker det stadig opp nye behandlingsformer - både farmakologiske, teknologiske og atferdsmessige. Trenden går i retning av innovasjon, persontilpasset behandling og tverrfaglig samarbeid.

Utviklingen av metoder og terapier for behandling av Alzheimers sykdom gjenspeiler en utvikling preget av læring, tilpasning og innovasjon. Det vitner om den medisinske verdens kontinuerlige engasjement for å forbedre livene til pasienter og deres familier i møte med en kompleks og utfordrende sykdom.

Alzheimer-enheter i ulike land og kulturer

Hvordan Alzheimers sykdom oppfattes, forstås og behandles rundt om i verden, varierer betydelig avhengig av kultur, helsesystemer og tilgjengelige ressurser. Disse faktorene påvirker også eksistensen og karakteren av egne Alzheimerenheter. La oss ta en titt på hvordan ulike land og kulturer tilnærmer seg disse spesifikke enhetene.

1. Vest-Europa :

Frankrike: Langtidsavdelinger (USLD) og institusjoner for pleietrengende eldre (EHPAD) kan ha spesialiserte avdelinger for Alzheimer-pasienter. Disse enhetene er generelt godt utstyrt og følger nasjonale retningslinjer for pleie og omsorg.

Tyskland: Tyskland har en solid struktur for hjemmetjenester. Det finnes imidlertid også aldershjem og spesialiserte institusjoner for pasienter med demens og Alzheimers.

2. Nord-Amerika :

USA: Memory Care Units er enheter som er spesialdesignet for personer med Alzheimers eller beslektede demenssykdommer. De tilbyr et trygt miljø med fokus på kognitiv stimulering.

Canada: I likhet med USA har Canada spesialiserte omsorgssentre for Alzheimers-pasienter med en helhetlig tilnærming, inkludert alternativ behandling.

3. Asia :
- **Japan**: Med en stadig eldre befolkning har Japan opprettet "Group Homes", små boliger for Alzheimers-pasienter som tilbyr personlig pleie i familiære omgivelser.
- **India**: Institusjonell omsorg er mindre vanlig. Familien spiller en sentral rolle i omsorgen. Økende bevissthet om sykdommen fører imidlertid til at det opprettes spesialiserte sentre i de store byene.

4. Afrika :
- Bevisstheten om Alzheimers sykdom er økende, men i mange land mangler det ressurser og infrastruktur for spesialiserte enheter. Omsorgen gis hovedsakelig av familien, med hjelp fra lokalsamfunnet.

5. Latin-Amerika :
- I land som Brasil og Argentina finnes det aldershjem med spesialiserte avdelinger for Alzheimers-pasienter. I mange land er det imidlertid fortsatt familien som er den viktigste omsorgsgiveren.

6. Oseania :
- **Australia**: Det finnes spesialiserte enheter for Alzheimers-pasienter, ofte lokalisert på aldershjem eller omsorgssentre for eldre. De fokuserer på samfunnsengasjement og kognitiv stimulering.

Eksistensen og driften av Alzheimerenheter rundt om i verden gjenspeiler mangfoldet av kulturelle og systemiske tilnærminger til sykdommen. Uavhengig av forskjellene er det universelle målet likevel å gi omsorg av høy kvalitet, sikre verdighet og forbedre pasientenes livskvalitet.

Kapittel 26

DESIGN OG LAYOUT ALZHEIMER-ENHETER

Grunnleggende planleggingsprinsipper for pasienter med Alzheimers sykdom

Utforming av rom for Alzheimers-pasienter krever en tilnærming som er både sensitiv og praktisk. Disse menneskene er ofte desorienterte, har hukommelsesproblemer og kan lett bli stresset av ukjente eller kompliserte omgivelser. Her får du en oversikt over de viktigste prinsippene du må ta hensyn til når du designer rom for disse pasientene.

Når man innreder en enhet eller et hjem for personer med Alzheimers sykdom, handler det ikke bare om å skape et trygt sted; det er like viktig å skape et miljø som støtter deres emosjonelle, fysiske og kognitive velvære.

Alzheimerpasienter trenger et rom som er kjent, men som samtidig er strukturert for å minimere forvirring og oppmuntre til selvstendighet. Et gulv med kontrastfarger kan for eksempel bidra til å definere rommet og lede beboerne fra ett rom til et annet. Svingete korridorer kan derimot skape forvirring. Rette, godt opplyste korridorer er et bedre alternativ.

Belysning spiller en avgjørende rolle. Rikelig med naturlig lys kan bidra til å regulere døgnrytmen og redusere symptomene på "skumringssyndrom", der pasientene kan bli mer urolige sent på ettermiddagen. I tillegg reduserer god belysning risikoen for fall, et vanlig problem blant Alzheimers-pasienter.

Et annet aspekt å ta hensyn til er sansestimulering. Et rom som er for støyende eller kaotisk kan virke overveldende. Et visst nivå av stimulering er likevel gunstig. Terapeutiske hager kan for eksempel være en oase av ro. Med sine velduftende blomster, fuglekvitter og snirklete stier kan disse hagene være en kilde til trøst og ro. De oppmuntrer også til fysisk aktivitet og kontakt med naturen, noe som er viktig for ethvert menneskes velvære.

Og la oss ikke glemme viktigheten av personlig tilpasning. Hver pasient har sin egen historie, sin egen smak og sine egne erfaringer. Å ha områder der de kan vise frem personlige bilder eller kjente gjenstander kan bidra til å skape en følelse av tilhørighet og gjenkjennelse.

Til slutt er sikkerheten det aller viktigste. Vannposter, kjøkken og til og med kriker og kroker kan utgjøre farer. Det er derfor en vanskelig balansegang å designe rom der pasientene kan bevege seg fritt, men likevel trygt.

Gjennomtenkt design for Alzheimers-pasienter handler om mer enn bare sikkerhet. Det handler om å skape et miljø der beboerne ikke bare kan leve, men også trives, til tross for sykdommens utfordringer.

Betydningen av sikkerhet og overvåking

Sikkerhet og overvåkning står sentralt i omsorgen for Alzheimer-pasienter. På grunn av sykdommens kognitive utfordringer er disse personene spesielt sårbare for potensielle farer i omgivelsene, noe som gjør det desto viktigere å iverksette egnede tiltak. Utfordringene knyttet til denne sikkerheten går lenger enn bare fysisk beskyttelse; målet er også å bevare pasientens verdighet og autonomi samtidig som sikkerheten ivaretas.

Alzheimers sykdom er i sin natur progressiv. De tidlige stadiene kan manifestere seg som enkel glemsomhet, men etter hvert som sykdommen utvikler seg, blir problemer med desorientering, dømmekraft og persepsjon tydeligere.

Denne utviklingen gjør det viktig med overvåking og sikkerhet på flere nivåer.

En av de største risikoene for Alzheimers-pasienter er vandring. En pasient kan glemme hvor han eller hun er eller hvor han eller hun vil gå, noe som kan føre til potensielt farlig vandring. I disse forvirringsøyeblikkene øker risikoen for å falle, bli skadet eller gå seg vill. Overvåkningssystemer, som kameraer eller døralarmer, kan hjelpe pleiepersonalet med å gripe inn raskt hvis det er nødvendig.

Samtidig må man finne en hårfin balanse mellom overvåking og respekt for pasientens privatliv. Selv om sikkerheten er avgjørende, er det også viktig å bevare pasientens verdighet og autonomi. Mindre inngripende løsninger, som bevegelsessensorer eller identifikasjonsarmbånd, kan brukes for å sikre effektiv overvåking samtidig som inngrepet minimeres.
Risikoen er ikke begrenset til forflytning. Pasienter kan noen ganger glemme hvordan de skal bruke dagligdagse gjenstander, for eksempel husholdningsapparater, noe som kan utgjøre en risiko for brann eller skade. Spesifikke tiltak, som å deaktivere visse apparater eller bruke tilpasset utstyr, kan forhindre slike hendelser.

Sikkerhet og overvåking er også avgjørende ved administrering av legemidler. Feil i doseringen eller inntak av legemidler som ikke er foreskrevet, kan få alvorlige konsekvenser. Elektroniske pillebokser eller automatiske utleveringssystemer kan bidra til å sikre at medisinene tas på riktig måte.

Å ivareta sikkerheten til Alzheimers-pasienter er et flerdimensjonalt ansvar som krever en kombinasjon av teknologi, egnet tilrettelegging og nøye overvåking. Til grunn for alle disse tiltakene ligger imidlertid et grunnleggende prinsipp: respekt og vennlighet overfor pasienten, som til tross for sykdommens utfordringer fortjener et liv fullt av verdighet, respekt og kvalitet.

Innovasjon og fremtidige trender i utformingen av enhetene

Økt kunnskap om Alzheimers sykdom og pasientenes spesifikke behov har ført til betydelige fremskritt i utformingen av spesialiserte enheter. Designinnovasjon tar ikke bare sikte på å ivareta pasientenes sikkerhet, men også på å skape et miljø som støtter deres emosjonelle, sosiale og fysiske velvære. Fremtidige trender gjenspeiler en pasientsentrert tilnærming, der man søker å gjenskape et kjent miljø samtidig som man tar i bruk den nyeste teknologien.

Kjernen i enhver god utforming av en Alzheimerenhet er ønsket om å gjenskape et rom som føles så likt hjemmet som mulig. Et kjent miljø kan nemlig bidra til å redusere angsten og forvirringen som pasientene ofte føler. Det betyr mindre oppholdsrom, som ligner på leiligheter eller hus, i stedet for lange sykehuskorridorer.

Et annet viktig element i moderne design er naturlig lys. Studier har vist at eksponering for naturlig lys kan bidra til å regulere pasientenes døgnrytme og dermed redusere symptomene på "skumringssyndromet" som er vanlig hos Alzheimers-pasienter. De nye designene har derfor store vinduer, takvinduer og innvendige hager.

Apropos hager: Naturen spiller en stadig mer sentral rolle i utformingen av Alzheimeravdelinger. Terapeutiske hager, som er sikre og lett tilgjengelige, gir pasientene et sted der de kan spasere, arbeide i hagen eller bare nyte naturen. Disse grønne områdene fungerer ikke bare som et sted å slappe av, men gir også sansestimulering, noe som er viktig for pasientenes velvære.

Teknologisk innovasjon spiller også en viktig rolle i dagens trender. Avanserte overvåkningssystemer med bevegelsessensorer, smartkameraer og til og med geolokaliseringsteknologi integreres for å garantere sikkerhet uten å være påtrengende. I tillegg utforskes teknologiske løsninger som virtuell virkelighet eller digital musikkterapi for å tilby innovative terapeutiske intervensjoner.

En av de mest lovende trendene er samskapende design, der pasienter, pårørende og pleiere jobber tett sammen med arkitekter og designere for å skape rom som best mulig oppfyller den enkeltes unike behov.

Etter hvert som forskningen skrider frem, er det sannsynlig at vi kommer til å se en økning i personalisering av rom. Det kan være rom som kan tilpasses pasientens personlige smak, eller fellesarealer som kan tilpasses dagens aktiviteter.

Kombinasjonen av teknologi, forskning og dyp empati for Alzheimers-pasienter er i ferd med å forme en fremtid der spesialiserte enheter ikke bare er steder for omsorg, men også steder for liv, glede og verdighet.

Kapittel 27

TEKNOLOGI OG INNOVASJON

Teknologiske verktøy for vurdering og overvåking

I den digitale tidsalderen har bruken av teknologiske verktøy for å vurdere og overvåke Alzheimers-pasienter blitt stadig mer utbredt. Målet er ikke bare å forbedre kvaliteten på behandlingen, men også å lette arbeidet for helsepersonell og gi verdifull informasjon til pårørende og pleiere. Disse verktøyene spiller en avgjørende rolle når det gjelder å persontilpasse pleien og forutsi sykdomsutviklingen.

Et av de viktigste fremskrittene er bruken av wearables, som smartklokker og armbånd, som kan spore pasientens bevegelser, puls og søvn. Disse apparatene kan registrere endringer i normale rutiner, for eksempel økt rastløshet om natten, noe som kan indikere sykdomsutvikling eller et underliggende problem.

Mobilapplikasjoner har også vist seg å være nyttige. Det finnes nå applikasjoner som er utviklet for å teste hukommelse, oppmerksomhet og andre kognitive funksjoner. Disse regelmessige vurderingene kan bidra til å avdekke svikt på et tidlig tidspunkt, slik at man kan sette inn tiltak på et tidligere tidspunkt. I tillegg gir noen applikasjoner påminnelser om medisinering, forslag til tilpassede aktiviteter og forenklede kommunikasjonsmidler for pasientene.

Nettbaserte plattformer for telemedisin og telemonitorering gjør det mulig for helsepersonell å vurdere pasienter på avstand, overvåke sykdomsutviklingen og gi råd til pårørende uten hyppige klinikkbesøk. Denne tilnærmingen er spesielt gunstig for pasienter som bor i avsidesliggende områder eller har problemer med å reise.

Virtuell virkelighet er en annen ny teknologi på Alzheimersfeltet. Den kan brukes til å skape stimulerende miljøer for pasientene, noe som kan bidra til å bremse kognitiv svikt. Det gir også muligheter for evaluering ved å plassere pasientene i ulike situasjoner og observere reaksjonene deres.

Kunstig intelligens og maskinlæringssystemer ligger også i forkant av Alzheimersforskningen. De analyserer enorme datasett for å identifisere mønstre eller tidlige indikatorer på sykdommen som det menneskelige øyet kanskje ikke legger merke til.

Endelig gjør avanserte avbildningsverktøy, som PET-skannere og nye generasjoner MR-skannere, det mulig å visualisere endringer i hjernen mer presist. Dette gir legene en bedre forståelse av sykdomsutviklingen og hvordan den påvirker hjernestrukturen.

Teknologiske verktøy for vurdering og overvåking av Alzheimers-pasienter er i stadig utvikling og kan revolusjonere måten vi forstår, behandler og støtter dem som er rammet av denne ødeleggende sykdommen.

Teknologier for å forbedre pasientenes livskvalitet

Teknologiens innvirkning på det medisinske feltet er ubestridelig, og dens innflytelse på behandlingen av Alzheimerpasienter er intet unntak. Disse innovasjonene, enten de er subtile eller revolusjonerende, har potensial til å forbedre pasientenes livskvalitet ved å gi dem større selvstendighet, trygghet og mulighet til å forbli engasjert i omgivelsene.

1. **Sporings- og varslingsenheter:** GPS-klokker og andre wearables kan raskt lokalisere en pasient som har gått seg vill, og dermed redusere risikoen forbundet med desorientering.
2. **Påminnelsesapplikasjoner:** Applikasjoner som er spesielt utviklet for Alzheimers-pasienter, kan hjelpe dem med å huske daglige gjøremål, medisinske avtaler og medisineringsplaner, og dermed bidra til større selvstendighet.
3. **Interaktive plattformer:** Nettbrett og dedikerte applikasjoner kan tilby huskespill, gåter og andre aktiviteter som stimulerer hjernen og holder pasientene engasjert.
4. **Terapier med virtuell virkelighet:** Virtuell virkelighet kan gjøre det mulig for pasienter å besøke steder fra fortiden, oppleve beroligende miljøer eller til og med samhandle i sosiale scenarier, noe som gir trøst og kognitiv stimulering.
5. **Stemmegjenkjenningssystemer:** Disse systemene, for eksempel Amazon Echo eller Google Home, kan hjelpe pasienter med å utføre dagligdagse oppgaver, innhente informasjon eller bare spille musikk, alt ved hjelp av talekommandoer.
6. **Lysterapiteknologi:** Studier tyder på at eksponering for visse typer lys kan forbedre søvnen og redusere uro hos Alzheimer-pasienter. Lysterapilamper kan derfor spille en rolle i reguleringen av døgnrytmen.
7. **Forbedret kommunikasjon:** Spesialapplikasjoner kan gjøre kommunikasjonen enklere for dem som har problemer med å finne ord, ved hjelp av bilder, piktogrammer og andre visuelle symboler.
8. **Robotteknologi:** Selv om det kan virke futuristisk, er roboter som Paro, en robotisert kosedyr i form av en sel, utviklet for å gi komfort og redusere pasientens angst.
9. **Systemer for hjemmehjelp:** Disse systemene kan oppdage fall, uvanlige bevegelser eller fravær av aktivitet over en lengre periode og sende varsler til pleiere eller familiemedlemmer.

10. Intelligente høreapparater : Disse apparatene gjør mer enn bare å forsterke lyden. De kan filtrere bort bakgrunnsstøy og fokusere på samtaler, noe som er spesielt nyttig i støyende omgivelser.

Ettersom teknologien fortsetter å utvikle seg i raskt tempo, er det viktig å anerkjenne teknologiens potensial til å forbedre livet til Alzheimers-pasienter. Disse verktøyene kan bidra til å bygge bro over gapet mellom pasientenes behov og pleiernes muligheter, samtidig som de gir øyeblikk av glede, komfort og uavhengighet.

Begrensninger og utfordringer teknologisk integrering

Teknologiens inntog i helsevesenet har utvilsomt ført til mange fordeler, særlig for Alzheimers-pasienter. Men integreringen av teknologien byr også på utfordringer og begrensninger som det er viktig å erkjenne og forstå.

1. Motstand mot å ta i bruk teknologi: Teknologi kan virke skremmende, særlig for eldre mennesker som ikke er vant til det. Dette kan føre til nøling eller direkte avvisning, noe som gjør det vanskelig å implementere teknologiske løsninger.

2. Høye kostnader: Teknologisk utstyr og spesialisert programvare kan være dyrt, noe som kan begrense tilgjengeligheten for alle pasienter, særlig de som er økonomisk vanskeligstilte.

3. Konfidensialitet og sikkerhet: Overvåkingssystemer og andre tilkoblede enheter gir grunn til bekymring for konfidensialiteten til pasientdata og sikkerheten til denne informasjonen mot nettangrep.

4. Kompleksitet og opplæring: Implementering av ny teknologi krever ofte opplæring av pleiepersonalet, noe som kan være tid- og ressurskrevende.

5. Risiko for avhengighet: Overdreven avhengighet av teknologi kan potensielt redusere menneskelig interaksjon, noe som er grunnleggende for den emosjonelle og sosiale helsen til Alzheimers-pasienter.

6. Uegnethet: Ikke alle teknologier er egnet for alle stadier av sykdommen. Det som fungerer for en pasient i begynnelsen av sykdomsforløpet, er kanskje ikke effektivt i et mer fremskredent stadium.

7. Rask foreldelse: Med den raske teknologiske utviklingen kan enheter raskt bli foreldet, noe som krever hyppige oppgraderinger og ytterligere investeringer.

8. Dataintegritet: Teknologiske verktøy kan av og til fungere dårlig og gi unøyaktige målinger eller data som kan villede pleierne.

9. Sensorisk overbelastning: For noen pasienter kan overdreven bruk av teknologi føre til informasjonsoverbelastning eller overstimulering, noe som kan være ubehagelig eller stressende.

10. Fysiologiske begrensninger: Teknologier som virtuell virkelighet er kanskje ikke egnet for alle pasienter, særlig hvis de forårsaker svimmelhet, kvalme eller andre bivirkninger.

Selv om teknologien har et stort potensial for å forbedre livskvaliteten til Alzheimers-pasienter, må den integreres med omsorg og sensitivitet. Pårørende og helsepersonell må være klar over disse utfordringene for å sikre en gjennomtenkt, balansert og pasientsentrert implementering.

Kapittel 28

NATTENS UTFORDRINGER PÅ EN ALZHEIMERENHET

Særtrekk ved nattarbeid

Å jobbe på nattestid på spesialiserte Alzheimerenheter innebærer sine egne utfordringer og særegenheter. Det kan være en spesiell opplevelse å være helsepersonell i denne arbeidstiden, noe som krever spesifikke ferdigheter, sensitivitet og tilpasningsevne.

1. **Skumringssyndrom:** Mange Alzheimer-pasienter kan oppleve økt uro eller forvirring i skumrings- eller nattetimene, såkalt "skumringssyndrom". Dette krever ekstra årvåkenhet fra nattpersonalet.
2. **Stille omgivelser:** Om natten er det gjerne roligere på avdelingene, med færre ytre stimuli, noe som kan være gunstig for noen pasienter, men forstyrrende for andre.
3. **Overvåke vandring:** Noen pasienter kan ha en tendens til å vandre om natten. Nattpersonalet må sørge for at disse pasientene ikke skader seg selv og forblir trygge.
4. **Døgnrytme:** Forstyrrelser i søvn-våkenhetssyklusen er vanlig hos Alzheimer-pasienter. Nattpersonalet må få opplæring i å håndtere pasienter som er våkne og aktive i lange perioder om natten.
5. **Begrenset inngripen:** Om natten er det generelt færre ansatte tilgjengelig, noe som betyr at pleierne må være godt opplært til å håndtere ulike situasjoner med begrensede ressurser.
6. **Passende aktiviteter:** Noen pasienter kan ha behov for aktiviteter for å holde seg sysselsatt om natten. Disse aktivitetene bør være beroligende og ikke-stimulerende for å unngå å forverre uroen.
7. **Lysstyring:** Belysning er avgjørende. Mykt, beroligende lys kan bidra til å forebygge uro, mens riktig belysning kan bidra til å tilbakestille pasientenes kroppsklokker.
8. **Støy og lyd :** Støykontroll er viktig om natten. Beroligende lyder eller myk musikk kan bidra til å roe ned

en urolig pasient, mens høye eller plutselige lyder kan virke forstyrrende.

9. Emosjonell støtte: Pasienter kan føle seg mer sårbare eller engstelige om natten. Personalet bør være opplært til å gi passende emosjonell støtte.

10. Personalets egenomsorg: Nattarbeid kan påvirke personalets helse og velvære. Det er viktig å implementere strategier for egenomsorg, for eksempel regelmessige pauser og god hydrering.

Å jobbe om natten på en Alzheimerenhet krever en spesifikk, pasientsentrert tilnærming, tilpasset de unike utfordringene som disse timene medfører. Pleierne som jobber i disse periodene, spiller en viktig rolle for pasientenes omsorg og velvære.

Håndtering av søvnforstyrrelser

Søvnforstyrrelser er vanlige hos Alzheimers-pasienter. Disse forstyrrelsene kan vise seg på mange forskjellige måter, fra søvnløshet til overdreven søvnighet og endringer i døgnrytmen. Disse søvnforstyrrelsene kan ikke bare forverre de kognitive, atferdsmessige og psykologiske symptomene på demens, de kan også ha en negativ innvirkning på pasientens livskvalitet og øke pleiernes arbeidsbelastning.

1. Forstå problemet: Det første steget mot å håndtere søvnforstyrrelser er å erkjenne at de eksisterer. Dette kan kreve nøye overvåking av pasientens søvnmønster, noen ganger ved hjelp av søvnsporingsutstyr.

2. Oppretthold en fast rutine: Å hjelpe pasientene med å etablere og opprettholde en fast daglig rutine kan bidra til å regulere søvn- og våkenhetssyklusen. Dette innebærer blant annet å legge seg og våkne til faste tider.

3. **Lysterapi:** Eksponering for naturlig lys i løpet av dagen, spesielt om morgenen, kan bidra til å stille om pasientens biologiske klokke. Hvis dette ikke er mulig, kan lysterapilamper brukes.

4. **Behagelig sovemiljø:** Sørg for at soverommet er behagelig å sove i - mørkt, stille og kjølig. Unngå skjermer og sterke lys før leggetid.

5. **Fysisk aktivitet:** Å oppmuntre pasientene til å mosjonere på dagtid, om det så bare er å gå en tur, kan hjelpe dem til å sove bedre om natten.

6. **Koffein og kosthold:** Begrens koffeininntaket, særlig sent på ettermiddagen og kvelden, og unngå tunge måltider før leggetid.

7. **Medisinering:** Noen medisiner kan forstyrre søvnen. Det er derfor viktig å jevnlig gjennomgå pasientens medisinering med helsepersonell. I noen tilfeller kan det forskrives spesifikke legemidler som hjelper til med å regulere søvnen.

8. **Avspenningsteknikker:** Metoder som meditasjon, dyp pusting og musikkterapi kan bidra til å få pasienten til å slappe av før leggetid.

9. **Håndtering av nattlige symptomer:** Hvis pasienten våkner om natten på grunn av uro eller angst, kan milde, beroligende tiltak, i stedet for brå reaksjoner, bidra til å berolige pasienten og få ham eller henne til å sove igjen.

10. **Støtte til pårørende: Det** er viktig å gi opplæring og støtte til pårørende. Deres søvnmønster kan også bli forstyrret, og det å gi dem verktøy og strategier for å håndtere søvnforstyrrelser kan være til fordel for både dem og pasienten.

Behandling av søvnforstyrrelser hos Alzheimerpasienter krever en individualisert og helhetlig tilnærming. Ved å samarbeide tett med pårørende og kombinere ikke-medikamentelle tiltak med, om nødvendig, medikamentell behandling, er det mulig å forbedre søvnkvaliteten og dermed pasientens livskvalitet.

Protokoller og prosedyrer for nattskift

Natteteam på Alzheimeravdelinger spiller en avgjørende rolle når det gjelder å sikre pasientenes sikkerhet, komfort og velvære. Alzheimers sykdom kan føre til uforutsigbar atferd om natten, noe som krever spesiell oppmerksomhet og tilpassede rutiner. Her er en oversikt over protokollene og prosedyrene for disse teamene:

1. Overlevering mellom teamene :
Tydelig og omfattende kommunikasjon mellom dag- og natteteamene er avgjørende. Det gjør det mulig å videreformidle all relevant informasjon om pasientenes tilstand, hendelser som har skjedd i løpet av dagen og eventuelle spesielle forhold som skal overvåkes.

2. Regelmessige kontroller :
Pasientene må sjekkes jevnlig i løpet av natten for å sikre at de har det bra, men også for å oppdage og gripe inn ved uventet atferd.

3. Håndtering av nattlige oppvåkninger :
Det må finnes spesifikke rutiner for å håndtere nattlige oppvåkninger, enten de skyldes uro, forvirring eller andre symptomer. Det er avgjørende å møte pasientene med ro og empati.

4. Forebygging av fall :
Forebyggende tiltak, som bruk av sengegrind, nattbelysning og sklisikre matter, kan bidra til å forhindre fall. Nøye tilsyn er også viktig, spesielt for pasienter som ofte står opp i løpet av natten.

5. Medisinering :
Noen pasienter kan ha behov for medisiner i løpet av natten. Nattsykepleiere må vite når disse medisinene skal

tas og hvilke effekter de kan ha. God lagerstyring og nøyaktig dokumentasjon er også avgjørende.

6. Støyhåndtering :
Støy bør holdes på et minimum for å fremme et fredelig sovemiljø. Dette innebærer å minimere høylytt snakk, bruke stillegående utstyr og respektere soveområdene.

7. Nødsituasjoner :
Natteamene må være godt trent til å håndtere nødsituasjoner, enten det dreier seg om medisinske komplikasjoner, aggressiv atferd eller andre kriser.

8. Dokumentasjon :
Alle observasjoner, hendelser og tiltak må dokumenteres nøye for å sikre kontinuitet i pleien og for å informere morgenteamet om nattens hendelser.

9. Gjensidig støtte :
Nattarbeid kan virke isolerende, så de ansatte bør oppmuntres til å støtte hverandre. Tett samarbeid og åpen kommunikasjon mellom teammedlemmene er avgjørende.

10. Videreutdanning :
Nattpersonalet bør ha de samme mulighetene til videreutdanning som dagpersonalet, særlig når det gjelder den nyeste praksisen og forskningen på Alzheimers sykdom.

For å sikre at Alzheimers-pasienter har det bra om natten, kreves det engasjement, ekspertise og en skreddersydd tilnærming. Med klare rutiner på plass og kontinuerlig opplæring og støtte kan natteteamene yte eksepsjonell omsorg for denne sårbare pasientgruppen.

Kapittel 29

GLOBALE TILNÆRMINGER OG INTEGRERENDE

Betydningen av en helhetlig tilnærming til omsorg

Behandlingen av Alzheimers sykdom, i likhet med mange andre kroniske tilstander, kan ikke begrenses til et reduktivt og symptomatisk syn. For å være virkelig effektiv og ta hensyn til den enkelte må den ha et helhetlig perspektiv. Men hva betyr egentlig dette, og hvorfor er det så viktig?

En helhetlig tilnærming til behandling tar hensyn til hele mennesket, dvs. ikke bare de fysiologiske behovene, men også de psykologiske, sosiale, åndelige og emosjonelle behovene. Den anerkjenner at hver enkelt person er unik, og at sykdomssymptomene kan påvirke ulike aspekter av livet.

1. Gjenkjenne personen bak sykdommen :
Hver alzheimerpasient har en historie, ønsker, frykt, kjærlighet og antipatier. Helhetlig omsorg søker å respektere denne individualiteten og anerkjenne hver enkelt persons egenverdi og verdighet, uavhengig av sykdomsstadiet.

2. Persontilpasset omsorg:
Ved å ta hensyn til hver enkelt pasients historie, preferanser og behov kan pleierne skreddersy tiltak og behandlinger slik at de blir så nyttige og meningsfulle som mulig.

3. Integrering av emosjonelle og åndelige dimensjoner :
Utviklingen av Alzheimers sykdom kan reise eksistensielle spørsmål for både pasienter og pårørende. Helhetlig omsorg inkluderer åndelig og emosjonell støtte som en viktig del av det generelle velværet.

4. Betydningen av relasjoner :
Opprettholdelse av meningsfulle relasjoner er grunnleggende for menneskelig velvære. En helhetlig tilnærming verdsetter og støtter relasjoner mellom pasient,

familie, venner og omsorgspersoner, og anerkjenner at alle spiller en viktig rolle i pasientens støttenettverk.

5. Integrering av komplementære behandlingsformer:
I tillegg til tradisjonelle medisinske og farmakologiske intervensjoner kan et holistisk syn integrere komplementære behandlingsformer som musikkterapi, aromaterapi, kunstterapi og andre modaliteter for å fremme generell velvære.

6. Støtte til pårørende:
En helhetlig tilnærming tar også hensyn til behovene til pårørende, som kan oppleve betydelig følelsesmessig, fysisk og psykisk stress. Å gi dem støtte, opplæring og ressurser er avgjørende for å sikre kvalitet i omsorgen.

En helhetlig tilnærming til omsorg har som mål å sikre respekt, verdighet og velvære for personer med Alzheimers sykdom. Den søker å se forbi symptomene og svare på de komplekse og gjensidig avhengige behovene til hver enkelt person, og tilbyr mer omfattende og human omsorg.

Integrering av praksis tradisjonelle og alternative

Alzheimers sykdom, med sin iboende kompleksitet, har fått mange pleiere, forskere og pårørende til å utvide spekteret av tilgjengelige terapeutiske tiltak. I tillegg til konvensjonelle medisinske tilnærminger har mange tradisjonelle og alternative metoder vist seg å ha et lovende potensial for å støtte personer med denne degenerative tilstanden.

Tradisjonell medisin har historisk sett vært ryggraden i helsevesenet i mange kulturer rundt om i verden. Disse tilnærmingene, som ofte er nedarvet fra århundrer med visdom og praksis, tilbyr andre perspektiver og metoder enn den vestlige medisinen. I tillegg søker alternative behandlingsformer, selv om de er av nyere dato, ofte å fylle hullene etter konvensjonelle intervensjoner.

1. Tradisjonell kinesisk medisin (TCM):
Studier har vist at visse urter som brukes i tradisjonell kinesisk medisin, for eksempel Ginkgo biloba, kan ha en kognitiv effekt på Alzheimers-pasienter, selv om dokumentasjonen er blandet.

2. Ayurveda:
Denne tradisjonelle indiske medisinen bruker en kombinasjon av urter, kosthold og fysiske øvelser (som yoga) for å balansere kropp og sinn. Ashwagandha er for eksempel en urt som ofte anbefales for å fremme kognitiv helse.

3. Aromaterapi:
Eteriske oljer som lavendel eller rosmarin brukes for å dempe angst eller stimulere hukommelsen. Selv om de ikke er helbredende, kan de forbedre livskvaliteten.

4. Ernæringsmessige tilnærminger :
Kosthold som Middelhavsdietten eller MIND-dietten, som er rik på antioksidanter og omega-3-fettsyrer, har blitt assosiert med bedre kognitiv helse.

5. Energiterapier:
Teknikker som Reiki og Qi Gong søker å balansere kroppens vitale energi og kan bidra til å håndtere stress og angst.

6. Massasje og terapeutisk berøring :
Disse teknikkene kan bidra til å redusere angst, bedre humøret og forbedre blodsirkulasjonen.

Å integrere disse tradisjonelle og alternative behandlingsformene krever en forsiktig tilnærming. Det er viktig å forsikre seg om at tiltakene er trygge og ikke står i motsetning til pågående medisinsk behandling. I tillegg er det viktig å være klar over at selv om disse metodene kan gi verdifull støtte, erstatter de ikke konvensjonelle medisinske tiltak, men supplerer dem.

En åpen dialog mellom pasienter, pårørende, pleiere og helsepersonell er derfor avgjørende for en vellykket integrering. Med et helhetlig syn på omsorg, som omfatter både konvensjonelle og alternative metoder, kan vi tilby et bredere spekter av alternativer for å forbedre livskvaliteten til personer med Alzheimers sykdom.

Samarbeid med ikke-konvensjonelle behandlere

I det komplekse landskapet rundt Alzheimers sykdom finnes det en rekke terapeuter og behandlere som tilbyr ukonvensjonelle tiltak. Disse tiltakene, som spenner fra tradisjonell medisin til komplementær og alternativ behandling, kan gi en ekstra dimensjon av støtte til pasienter og pårørende.

Et av de første trinnene i samarbeidet med ikke-konvensjonelle behandlere er en gjensidig anerkjennelse av den unike rollen hver av dem spiller for pasientens generelle velvære. Mens konvensjonell medisin kan fokusere på symptomer, sykdomsutvikling og medisinering, kan ikke-konvensjonelle behandlere tilby metoder som tar sikte på å forbedre livskvaliteten, håndtere stress og støtte følelsesmessig og åndelig velvære.

1. Etablere åpen kommunikasjon :
Regelmessig og åpen dialog mellom konvensjonelle og ikke-konvensjonelle behandlere sikrer at all behandling er koordinert og fokusert på pasientens beste. Det kan også bidra til å identifisere eventuelle interaksjoner eller kontraindikasjoner mellom ulike tiltak.

2. Gjensidig opplæring :
Å forstå det grunnleggende i de ulike behandlingsformene gjør samarbeidet enklere. Workshops eller seminarer kan organiseres slik at behandlere fra begge sider kan lære av hverandre.

3. Integrert behandlingsplanlegging :
Ved å lage en behandlingsplan som omfatter både konvensjonelle og ikke-konvensjonelle tiltak, får man en helhetlig tilnærming. Dette kan omfatte medisinering, aromaterapi, massasje, akupunktur eller andre behandlingsformer.

4. Ivaretakelse av sikkerheten:
Selv om man anerkjenner verdien av ukonvensjonelle intervensjoner, er det avgjørende å sikre at de er trygge for pasienten. Verifisering av kvalifikasjoner, overvåking av potensielle legemiddelinteraksjoner og hensyn til pasientens spesifikke behov er avgjørende.

5. Anerkjenne og respektere pasientens og familiens valg:
Beslutninger om pleie og omsorg skal alltid tas sammen med pasienten og familien. Felles beslutningstaking sikrer at pleien gjenspeiler pasientens verdier, overbevisninger og preferanser.

Hovedformålet med å samarbeide med utradisjonelle behandlere er å tilby Alzheimers-pasienter et så komplett og omsorgsfullt behandlingstilbud som mulig. Ved å integrere intervensjoner som tar for seg det fysiske, emosjonelle og åndelige, kan vi forhåpentligvis forbedre livskvaliteten til dem som har utfordringer med denne degenerative sykdommen.

Kapittel 30

LEDELSE SMERTER OG UBEHAG

Vurdering av smerte hos ikke-kommunikative pasienter

Det er en stor utfordring for helsepersonell å vurdere smerte hos ikke-kommunikative pasienter, for eksempel pasienter med fremskreden Alzheimers sykdom eller andre nevrodegenerative tilstander. Disse pasientene kan ofte ikke uttrykke følelser eller ubehag verbalt. Ubehandlet smerte kan imidlertid føre til komplikasjoner og redusere livskvaliteten betydelig. Slik gjør du en effektiv vurdering under slike omstendigheter:

1. Observer atferdsendringer:
Ikke-kommunikative pasienter kan uttrykke smerte gjennom ikke-verbal atferd. Dette kan være grimaser, gråt, uro, isolasjon eller til og med aggressiv atferd. Man bør være spesielt oppmerksom på disse tegnene, særlig etter et inngrep eller en bevegelse som kan forårsake smerte.

2. Se etter fysiologiske tegn:
Endringer i vitale tegn, som økt hjertefrekvens, blodtrykk eller pust, kan være tegn på smerte. På samme måte kan svette eller rødhet være signaler.

3. Bruk spesifikke vurderingsskalaer :
Det finnes smerteskalaer som er utviklet spesielt for ikke-kommunikative pasienter. Skalaer som DOLOPLUS-2 eller PAINAD kan være nyttige for å kvantifisere og overvåke smerte hos disse pasientene på grunnlag av ulike atferdsindikatorer.

4. Vurder regelmessig:
Smerter bør vurderes regelmessig, spesielt etter prosedyrer eller behandlinger som kan øke ubehaget. Kontinuerlig vurdering betyr at tiltakene kan justeres deretter.

5. Spør dine nærmeste:
Pårørende kan ofte gjenkjenne subtile tegn på smerte som helsepersonell kan overse. De kjenner pasienten og kan oppdage endringer i vaner eller atferd.

6. Målrettet fysisk undersøkelse :
En fysisk undersøkelse kan bidra til å lokalisere kilden til smerten. Undersøkelsen kan for eksempel avdekke et betent område, en skade eller en infeksjon.
7. Velg multimodale intervensjoner:
Når smerten er identifisert, bør den behandles ved hjelp av en kombinasjon av metoder, som kan omfatte medisinering, fysioterapi og ikke-medikamentelle tiltak som musikk eller terapeutisk berøring.

Å gjenkjenne og behandle smerter hos ikke-kommunikative pasienter er avgjørende for å forbedre livskvaliteten deres. Selv om dette er en utfordring, kan helsepersonell ved hjelp av nøye observasjon og regelmessige vurderinger møte behovene til disse sårbare pasientene på en effektiv måte.

Ikke-farmakologiske teknikker smertebehandling

Smertebehandling er en sentral del av pasientbehandlingen, og selv om medikamenter spiller en avgjørende rolle i denne prosessen, tilbyr ikke-farmakologiske tilnærminger viktige alternativer, spesielt for dem som kan være følsomme for bivirkningene av medikamenter eller som ønsker å supplere behandlingsregimet sitt. Her er en gjennomgang av noen av disse teknikkene:

1. Fysioterapi :
- **Fysioterapi: Fysioterapi** kan bidra til å styrke musklene, øke fleksibiliteten og forbedre bevegeligheten, noe som igjen kan redusere smerter, særlig i forbindelse med muskel- og skjelettlidelser.

- **Hydroterapi:** Bruk av varmt eller kaldt vann for å lindre smerter. Et varmt bad kan for eksempel få musklene til å slappe av og øke blodsirkulasjonen.
2. Kropp-sinn-terapier :
    - **Meditasjon og mindfulness:** Disse øvelsene bidrar til å fokusere sinnet og kan redusere smerteopplevelsen.
    - **Biofeedback:** En teknikk der man lærer å kontrollere fysiologiske funksjoner for å redusere smerte.
    - **Veiledet avspenning:** Bruk av visualisering eller progressiv muskelavspenning for å redusere spenninger og smerter.
3. Manuelle terapier :
    - **Massasjeterapi: Massasje** kan få musklene til å slappe av, øke blodsirkulasjonen og forbedre det generelle velværet.
    - **Kiropraktikk:** Kiropraktiske justeringer kan bidra til å justere ryggraden og dermed redusere smertene.
    - **Osteopati:** En helhetlig tilnærming som fokuserer på å behandle hele kroppen for å lindre smerter.
4. Energitilnærminger :
    - **Akupunktur:** Denne eldgamle kinesiske praksisen bruker fine nåler som settes inn i bestemte punkter på kroppen for å lindre smerter.
    - **Reiki: En** energihealingsmetode som kan bidra til å balansere kroppens energier og redusere smerter.
5. Bruksområder for oppvarming og kjøling :
    - Varme kan få musklene til å slappe av og berolige samtidig som det øker blodgjennomstrømningen, mens kulde kan redusere betennelser og bedøve det smertefulle området.
6. Transkutan elektrisk stimulering (TENS) :
    - En liten maskin sender elektriske impulser til huden for å redusere smerteopplevelsen.
7. Kunstterapier :
    - Musikkterapi, kunstterapi og danseterapi kan bidra til å avlede oppmerksomheten fra smertene og håndtere dem følelsesmessig.

8. Utdanning og selvforvaltning :
- Ved å lære om smerte, årsakene til smerte og hvordan den kan håndteres, kan pasientene få de verktøyene de trenger for å ta bedre kontroll over tilstanden.

Det er viktig å huske at smerte er en subjektiv opplevelse, og at det som fungerer for én pasient, ikke nødvendigvis fungerer for en annen. En individualisert og helhetlig tilnærming, som kombinerer farmakologiske og ikke-farmakologiske metoder, gir de beste sjansene for å lykkes med smertebehandlingen.

Betydningen av tolkning ikke-verbale signaler

Når det gjelder omsorg og velvære, særlig for personer med nevrodegenerative sykdommer som Alzheimers, kan betydningen av å tolke ikke-verbale signaler ikke undervurderes. Her er grunnen til det:

- **Primært uttrykk for behov og følelser:** Hos pasienter som har problemer med å kommunisere verbalt, blir gester, ansiktsuttrykk og kroppsholdning ofte det primære middelet til å uttrykke behov, ubehag, smerte eller følelser.
- **Tidlig identifisering av problemer:** En pasient som skjærer grimaser, kan for eksempel ha smerter. En pasient som trekker seg tilbake, kan være et tegn på angst eller frykt.
- **Etablere et tillitsforhold:** Når pleierne er oppmerksomme på og responderer hensiktsmessig på ikke-verbale signaler, kan dette skape tillit og trygghet mellom pleier og pasient.
- **Forebygge konfliktsituasjoner:** Ved å gjenkjenne tegn på uro eller stress på et tidlig tidspunkt kan man

gripe inn før pasienten blir aggressiv eller ekstremt stresset.
- **Tilrettelegge for kommunikasjon:** For personer som har problemer med å snakke eller formulere tanker, kan korrekt tolkning av ikke-verbale signaler i stor grad lette forståelsen og utvekslingen.
- **Kulturell forståelse:** Visse ikke-verbale signaler kan ha ulik betydning i ulike kulturer. Å være sensitiv og informert om dette kan bidra til å unngå misforståelser.
- **Evaluering av** behandlingens **effektivitet:** Pasientens ikke-verbale reaksjoner kan gi indikasjoner på hvor effektiv en behandling eller et tiltak er. En pasient kan for eksempel slappe av etter å ha fått smertestillende medisiner, noe som signaliserer at smerten er redusert.
- **Støtte pasientens verdighet:** Ved å være oppmerksom på ikke-verbale signaler kan pleierne anerkjenne og bekrefte pasientens opplevelse, noe som kan bidra til å styrke pasientens følelse av verdighet og selvtillit.

Selv om ord er en viktig del av kommunikasjonen, gir ikke-verbale signaler et verdifullt innblikk i pasientens emosjonelle, fysiske og mentale tilstand, særlig hos pasienter som ikke er i stand til å uttrykke seg fullt ut gjennom tale. Nøye tolkning av disse signalene er avgjørende for å kunne gi medfølende, effektiv og individuelt tilpasset pleie.

Kapittel 31

KULTURENS INNVIRKNING OG MANGFOLD I OMSORGEN

Forståelse av kulturelle variasjoner i oppfatningen av sykdom

Oppfatningen av sykdom, og spesielt sykdommer som Alzheimers, varierer betydelig fra kultur til kultur. Disse kulturelle forskjellene påvirker ikke bare hvordan sykdommen oppfattes og forstås, men også hvordan den håndteres og behandles.

- **Etiologi og tolkning:** I noen kulturer blir Alzheimers sykdom og andre former for demens ikke sett på som nevrodegenerative sykdommer, men som en normal del av aldringen, eller til og med som en forbannelse, en forbannelse eller **et** resultat av tidligere handlinger.
- **Stigma:** I noen miljøer kan diagnosen Alzheimers sykdom føre til betydelig stigmatisering, noe som kan avskrekke familier fra å søke hjelp eller til og med innrømme at sykdommen eksisterer. Dette stigmaet kan også påvirke personen med sykdommen, og føre til isolasjon og manglende tilgang til riktig behandling.
- **Familieroller og ansvar:** Kulturelle forventninger kan påvirke hvordan omsorgsansvaret fordeles i familien. I noen kulturer kan det for eksempel forventes at den eldste sønnen eller datteren tar hovedansvaret for omsorgen, mens i andre kulturer kan dette ansvaret være bredere fordelt.
- **Holdninger til profesjonell omsorg:** I noen kulturer er det vanlig at familien tar seg av eldre og syke hjemme, og det er utenkelig å overlate en av sine nærmeste til en institusjon. Dette står i kontrast til andre kulturer der institusjonell eller profesjonell omsorg kan være mer akseptert.
- **Mestrings- og støttestrategier:** Åndelige, religiøse og samfunnsmessige ressurser spiller en avgjørende rolle i mange kulturers håndtering av sykdom. Bønn,

ritualer og seremonier kan være viktige mestringsmekanismer.
- **Kommunikasjon og uttrykk:** Måten symptomene beskrives på, og viljen til å snakke åpent om dem, kan variere. I noen kulturer kan emosjonelle eller atferdsmessige symptomer vektlegges, mens det i andre kulturer kan være vanligere å rapportere om fysiske symptomer.
- **Medisinske og etiske beslutninger:** Holdninger til informert samtykke, offentliggjøring av diagnoser, livets sluttfase og forhåndsdirektiv påvirkes i stor grad av kulturelle faktorer.

Å anerkjenne og forstå disse kulturelle forskjellene er avgjørende for å kunne gi effektiv og medmenneskelig omsorg. Helsepersonell må få opplæring i kulturkompetanse for å kunne samhandle med pasienter og familier på en måte som er respektfull og sensitiv for deres tro, verdier og preferanser.

Tilpasning av omsorg etter etnisk og religiøst mangfold

I en tid der globaliseringen gjør samfunnet vårt stadig mer mangfoldig, er det avgjørende å tilpasse omsorgen slik at den tar hensyn til pasientenes ulike etniske og religiøse bakgrunner, særlig på sensitive områder som Alzheimersomsorg.

- **Kulturell kunnskap:** Det første steget i arbeidet med å tilpasse omsorgen er å tilegne seg kunnskap om de viktigste trosoppfatningene, praksisene og verdiene som er knyttet til ulike etniske grupper og religioner. Denne kunnskapen setter helsepersonell i stand til bedre å forstå konteksten der pasientene oppfatter og opplever sykdommen sin.

- **Opplæring i kulturkompetanse: Det er** ikke nok å ha kunnskap om ulike kulturer, du må også vite hvordan du integrerer denne kunnskapen i den kliniske hverdagen. Dette bidrar til å unngå misforståelser, forbedre kommunikasjonen og gi riktig behandling.
- **Individuell vurdering:** Selv innenfor samme etniske gruppe eller religion kan tro og praksis variere fra person til person. Det er derfor viktig å stille åpne spørsmål for å forstå de spesifikke behovene til hver enkelt pasient.
- **Respekt for riter og** ritualer : Visse praksiser eller ritualer kan være av stor betydning for pasienter og pårørende. Det kan for eksempel være bønneritualer til bestemte tider, kostholdsrestriksjoner eller ritualer ved livets slutt.
- **Språk og kommunikasjon:** Språkbarrierer kan være et stort hinder. Bruk av tolk eller oversettelsesteknologi kan bidra til å sikre at pasienter og pårørende fullt ut forstår medisinsk informasjon og anbefalinger.
- **Inkludere familien:** I mange kulturer spiller familien en sentral rolle i medisinske beslutninger. Det er derfor viktig å inkludere dem i diskusjoner og behandlingsplaner.
- **Tilpasning av intervensjoner :** Terapeutiske tiltak, enten de er medisinske, psykososiale eller andre, må tilpasses pasientens tro og verdier. Dette kan innebære å modifisere terapeutiske tilnærminger eller finne alternativer som er kulturelt tilpasset.
- **Samarbeid med ledere i lokalsamfunnet:** I visse situasjoner kan det være nyttig å samarbeide med religiøse ledere eller ledere i lokalsamfunnet for å få råd eller for å lette kommunikasjonen og forståelsen mellom helsepersonell og pasienten eller familien.
- **Kulturelt tilpassede ressurser og materiell:** Å tilby brosjyrer, videoer eller annet

opplæringsmateriell som gjenspeiler pasientens kultur og språk, kan i stor grad forbedre forståelsen og etterlevelsen av behandlingen.
- **Løpende tilbakemelding:** Det er viktig å oppmuntre pasienter og pårørende til å gi tilbakemelding på behandlingen de får, slik at vi hele tiden kan justere og forbedre den kultursensitive tilnærmingen.

Å ta hensyn til etnisk og religiøst mangfold er ikke bare et spørsmål om respekt, det er også en måte å forbedre kvaliteten på pleien på, bygge tillit og sikre at hver enkelt pasient får den hjelpen som passer best til deres unike situasjon.

Opplæring og bevisstgjøring til mangfold for omsorgspersoner

I en verden i stadig endring, preget av globalisering og blanding av kulturer, blir det stadig viktigere for pleierne å tilegne seg grundig opplæring og bevissthet om mangfold. Dette er langt fra bare et tillegg til kompetansen, men en forutsetning for å kunne møte de skiftende behovene til pasienter med ulik bakgrunn.

Opplæring i mangfold er ikke begrenset til kunnskap om ulike kulturer eller religioner. Den er dypt forankret i forståelsen av nyansene, troen og atferden som påvirker hvordan mennesker oppfatter helse, sykdom og medisinsk behandling. Det er en læringsreise der pleierne ofte må utfordre sine egne fordommer og stereotypier for bedre å forstå og respektere dem de pleier.

Men hvorfor er dette så viktig? Grunnen er enkel: En bedre forståelse av pasientenes kulturelle og etniske bakgrunn fører til smidigere kommunikasjon, bedre etterlevelse av behandlingen og, til syvende og sist, bedre behandling.

Pasienter føler seg forstått og respektert og er mer villige til å samarbeide når de opplever at det tas hensyn til deres tro og verdier.

Bevisstgjøring går derimot lenger enn opplæring. Det innebærer en kontinuerlig forpliktelse til å være oppmerksom på forskjeller, holde seg oppdatert på den kulturelle utviklingen og aktivt oppsøke muligheter til å lære. Dette kan skje i form av workshops, gruppediskusjoner eller til og med interkulturelle utvekslinger. Pårørende kan også dra nytte av å bygge nettverk med helsepersonell fra andre kulturer og lære direkte fra autentiske kilder.

Til tross for all opplæring og bevissthet oppfordres pleierne til ikke å foreta forhastede generaliseringer. Hver enkelt person er unik, og tro og atferd kan variere betydelig selv innenfor samme kultur eller religion. Det er derfor viktig å ha en individuell tilnærming, stille åpne spørsmål og lytte aktivt.

Målet er å bygge broer av gjensidig forståelse og respekt mellom pleiere og pasienter. I en verden der mangfold er normen snarere enn unntaket, er opplæring i og bevissthet om mangfold ikke bare ønskelig, men helt nødvendig.

: Kapittel 32

FORSKNING PÅ FOREBYGGING AV ALZHEIMERS

De siste funnene om risikofaktorer

Forskningen på Alzheimers sykdom er i stadig utvikling, og det dukker stadig opp nye funn som kaster lys over årsakene og risikofaktorene forbundet med denne degenerative sykdommen. Her får du en oversikt over de nyeste funnene når det gjelder risikofaktorer for Alzheimers sykdom:

Fremskritt innen forskning på Alzheimers sykdom de siste årene har utvidet vår forståelse av risikofaktorene forbundet med denne ødeleggende sykdommen. Selv om alder, familiehistorie og genetikk fortsatt er de viktigste faktorene, tyder nye funn på at miljø, livsstil og andre biologiske faktorer også kan spille en avgjørende rolle i sykdomsutviklingen.

For det første er det nå allment anerkjent at kardiovaskulær helse henger sammen med hjernens helse. Høyt blodtrykk, diabetes, overvekt og røyking kan alle øke risikoen for å utvikle Alzheimers sykdom. Hvorfor det? Disse tilstandene kan svekke blodtilførselen til hjernen og påvirke nevrologiske prosesser.

I tillegg har studier vist at søvn spiller en viktig rolle i prosessen med å "rense" hjernen. Kroniske søvnforstyrrelser kan hindre hjernen i å effektivt eliminere beta-amyloidproteiner, som akkumuleres og danner plakk som forbindes med Alzheimers sykdom.

Det forskes også på miljøfaktorer, for eksempel eksponering for visse giftstoffer eller forurensende stoffer. Noen forskere undersøker sammenhengen mellom eksponering for tungmetaller, for eksempel aluminium, og sykdomsutbrudd, selv om resultatene fortsatt er omdiskuterte.
Tarmmikrobiomet, det komplekse økosystemet av bakterier som lever i tarmen, er også i søkelyset. Forskning tyder på

at en ubalanse i disse bakteriene kan ha inflammatoriske konsekvenser som kan påvirke hjernen.

Endelig kan psykisk helse også være en faktor. Depresjon, kronisk stress eller langvarig angst har vært forbundet med økt risiko for demens. Selv om årsakssammenhengen ennå ikke er klart påvist, kan disse tilstandene forverre symptomene eller fremskynde sykdomsutviklingen.

Det er viktig å merke seg at tilstedeværelsen av en eller flere av disse risikofaktorene ikke garanterer utvikling av Alzheimers sykdom. Forståelsen av dem kan imidlertid bane vei for forebyggende tiltak, tidligere behandling og bedre framtidsutsikter for dem som er rammet eller i risikosonen.

Kosthold, livsstil og forebygging

Forholdet mellom kosthold, livsstil og forebygging av Alzheimers sykdom er et område med økende interesse. En rekke studier har vist at en sunn livsstil ikke bare kan redusere risikoen for hjerte- og karsykdommer, diabetes og andre sykdommer, men også ha en positiv innvirkning på den kognitive helsen. Finn ut hvordan kosthold og livsstil kan bidra til å forebygge Alzheimers sykdom.

Middelhavsdietten, som er rik på frukt, grønnsaker, olivenolje, nøtter, fisk og fullkorn, er forbundet med redusert risiko for nevrodegenerative sykdommer. Dette kostholdet fremmer inntaket av antioksidanter og omega-3-fettsyrer, som kan beskytte hjernen mot oksidative skader og betennelser. Begrenset inntak av rødt kjøtt, bearbeidet mat og sukker kan også bidra til å forebygge opphopning av beta-amyloide plakk, som er knyttet til Alzheimers sykdom.

Regelmessig fysisk aktivitet er en annen viktig pilar i forebyggingen. Fysisk aktivitet forbedrer blodtilførselen til hjernen, fremmer nevroplastisitet og kan bidra til å forebygge hjernesvinn. Turgåing, svømming, yoga eller andre former for aktivitet som øker pulsen, kan bidra til bedre hjernehelse.

Mentalt og sosialt engasjement er minst like viktig. Lesing, tankespill, livslang læring og sosial interaksjon kan styrke hjernens motstandskraft mot stress. Å opprettholde et aktivt sosialt nettverk, delta i grupper eller klubber og til og med enkle aktiviteter som å chatte med venner kan beskytte mot kognitiv svikt.

Søvn spiller også en avgjørende rolle i forebyggingen. Under den dype søvnen "renser" hjernen ut avfallsstoffer, deriblant beta-amyloidproteiner. Å få nok kvalitetssøvn kan derfor redusere risikoen for at disse proteinene hoper seg opp.

Andre livsstilsfaktorer, som stressmestring, meditasjon og avslappende aktiviteter, kan også ha en positiv innvirkning på den kognitive helsen. Kronisk stress frigjør kortisol, et hormon som kan skade hjernen på lang sikt.

Endelig kan også et moderat alkoholforbruk, røykeslutt og regelmessig kontroll av helseparametere som blodtrykk, kolesterol og blodsukker bidra til forebygging.

Selv om genetikk spiller en rolle ved Alzheimers sykdom, kan sunne livsstilsvalg redusere risikoen eller utsette sykdomsutbruddet betydelig. En helhetlig tilnærming som integrerer kosthold, mosjon, mentalt og sosialt engasjement, kan gi god beskyttelse mot kognitiv svikt.

Implikasjoner for sykepleiepraksis

Sykepleie er en sentral del av helsevesenet, og ny kunnskap om forebygging av Alzheimers sykdom gjennom kosthold og livsstil har direkte konsekvenser for sykepleiere. Sykepleiere spiller en sentral rolle i å utdanne, støtte og implementere disse forebyggende tiltakene. La oss se på hvordan disse funnene kan integreres i sykepleiernes praksis:

- **Pasientopplæring**: Sykepleiere kan informere pasientene om fordelene ved et sunt kosthold, spesielt middelhavskostholdet, og viktigheten av regelmessig mosjon. Dette kan gjøres i forbindelse med rutinebesøk eller gjennom workshops og seminarer.
- **Vurdering av livsstilsvaner**: Under helsekontrollene kan sykepleierne vurdere pasientenes matvaner, fysiske aktivitetsnivå, søvn, stress og alkohol- og tobakksforbruk. På den måten kan de sette inn tiltak på områder som kan forbedres.
- **Utarbeide handlingsplaner**: På bakgrunn av vurderingen kan sykepleierne hjelpe pasientene med å utarbeide personlige handlingsplaner for en sunnere livsstil.
- **Emosjonell og psykologisk støtte**: Utsiktene til å utvikle Alzheimers sykdom kan være skremmende. Sykepleiere kan tilby emosjonell støtte, lytte til pasientenes bekymringer og henvise dem til egnede ressurser eller fagpersoner om nødvendig.
- **Samarbeid med andre faggrupper**: Sykepleiere kan samarbeide med ernæringsfysiologer, fysioterapeuter, psykologer og andre fagpersoner for å gi helhetlig behandling. Hvis en pasient for eksempel har søvnproblemer, kan det være nyttig å henvise vedkommende til en søvnspesialist.

- **Etterutdanning**: Med de stadige fremskrittene innen Alzheimer-forskningen er det avgjørende for sykepleiere å holde seg oppdatert. Ved å delta på kurs, workshops og konferanser kan de tilegne seg ny kunnskap og nye ferdigheter.
- **Helsefremmende arbeid i lokalsamfunnet**: I tillegg til individuell pleie kan sykepleiere engasjere seg i initiativer i lokalsamfunnet for å fremme sunt kosthold, fysisk aktivitet og andre aspekter ved en sunn livsstil.
- **Dokumentasjon og forskning**: Ved å registrere resultatene av livsstilsintervensjoner og delta i studier kan sykepleiere bidra til å øke kunnskapen om intervensjonenes effektivitet.
- **Påvirkningsarbeid**: Sykepleiere kan som pasientens talspersoner arbeide for retningslinjer som fremmer sunne miljøer, for eksempel grønne områder for mosjon eller tilgang til næringsrik mat.

Sykepleiere har, takket være sin unike posisjon i helsevesenet, muligheten til å innlemme denne kunnskapen om forebygging av Alzheimers i sin daglige praksis og dermed utgjøre en positiv forskjell i mange pasienters liv.

Kapittel 33

FREMTIDENS OMSORG OG BEHANDLING

Utsikter og håp
innen medisinsk forskning

Medisinsk forskning har alltid vært en ledestjerne for fremskritt i helsevesenet. Den bygger på tidligere oppdagelser, overvinner dagens utfordringer og skaper fremtidshåp for pasienter, pleiere og samfunnet som helhet. Fremtidsutsiktene og forhåpningene for medisinsk forskning er mangfoldige og berører mange områder. Her er en oversikt:

- **Genomforskning**: Med fremskrittene innen sekvensering av det menneskelige genomet blir det i økende grad mulig å utvikle persontilpasset medisin. Håpet er at identifisering av genetiske mutasjoner og biomarkører vil kunne gi skreddersydde behandlinger for sykdommer som kreft, hjertesykdommer og nevrodegenerative lidelser.
- **Celleterapier**: Stamcellers evne til å forvandle seg til alle typer celler i kroppen har et enormt potensial. Det pågår studier for å bruke stamceller til å regenerere skadet vev, for eksempel etter et hjerteinfarkt, eller til å behandle sykdommer som diabetes.
- **Immunterapi**: Dette er en revolusjonerende tilnærming til kreftbehandling som går ut på å "lære opp" immunsystemet til å gjenkjenne og angripe kreftceller. Behandlinger som sjekkpunkthemmere og CAR-T-celler har vist lovende resultater.
- **CRISPR og genredigeringsteknologi**: Muligheten til å "korrigere" genetiske mutasjoner ved kilden kan revolusjonere behandlingen av sjeldne genetiske sykdommer.
- **Nanomedisin**: Bruken av nanopartikler til målrettet levering av legemidler kan redusere bivirkningene og øke behandlingens effektivitet.
- **Mikrobiomforskning**: Vår forståelse av betydningen av de milliarder av mikroorganismer som lever i

kroppen vår, særlig i tarmen, har eksplodert. Denne forskningen kan føre til nye tilnærminger til behandling av alt fra depresjon til inflammatorisk tarmsykdom.
- **Teknologier for fjernovervåking og intervensjon**: Med telemedisin og bærbare enheter blir det mulig å fjernovervåke og intervenere, noe som kan endre måten omsorgen leveres på, spesielt i avsidesliggende områder.
- **Kunstig intelligens (AI)**: AI og maskinlæring brukes i stadig større grad til diagnostisering, tolkning av medisinske bilder og til og med til å forutsi epidemier.
- **Nevrovitenskap**: Forståelsen av hjernen, med dens utallige kompleksiteter, er et viktig forskningsområde. Håpet er å kunne behandle sykdommer som Alzheimers, schizofreni og depresjon.
- **Forskning på smittsomme sykdommer**: Covid-19-pandemien var en påminnelse om hvor viktig forskning på smittsomme sykdommer er. Messenger-RNA-vaksiner, som ble utviklet på rekordtid, er et eksempel på innovasjon på dette feltet.

Medisinsk forskning står ved et spennende veiskille med mange lovende muligheter. Selv om det fortsatt finnes utfordringer, vil innovasjon, utholdenhet og globalt samarbeid fortsette å flytte grensene for hva som er medisinsk mulig.

Teknologiens rolle i fremtidens omsorg

Teknologien, med sin raske utvikling og evne til å forandre hele bransjer, spiller en stadig mer sentral rolle i helsevesenet. Teknologiens evne til å forenkle, forbedre og revolusjonere helsevesenet er imponerende. Slik kan teknologien spille en nøkkelrolle i fremtidens helsevesen:

- **Telemedisin og fjernbehandling**: Telemedisin har allerede vist sitt potensial under covid-19-pandemien, der pasienter kan få tilgang til konsultasjoner uten å måtte forlate hjemmet. Det reduserer også geografiske barrierer, slik at pasienter i landlige eller avsidesliggende områder får lettere tilgang til spesialister.
- **Bærbart utstyr og sanntidsovervåking**: Smartklokker, armbånd og annet bærbart utstyr gjør det mulig å overvåke parametere som puls, blodtrykk og blodsukkernivå i sanntid. Disse dataene kan varsle pasienter og helsepersonell om potensielle problemer før de blir kritiske.
- **Kunstig intelligens og diagnostikk**: Kunstig intelligens har potensial til å analysere store datamengder raskt og nøyaktig, særlig for å stille diagnoser, forutsi sykdomsrisiko og til og med foreslå behandlinger.
- **Robotteknologi og kirurgi**: Robotassistenter kan øke kirurgens presisjon, muliggjøre minimalt invasive inngrep og redusere pasientenes rekonvalesenstid.
- **3D-printing**: Fra skreddersydde proteser til produksjon av vev og organer - 3D-printing har potensial til å revolusjonere måten vi tilnærmer oss helsevesenet på.
- **Virtuell og utvidet virkelighet**: Enten det gjelder opplæring av helsepersonell, rehabilitering av pasienter eller smertebehandling, byr virtuell og utvidet virkelighet på innovative muligheter.
- **Genetiske og persontilpassede behandlinger**: Takket være teknologiske fremskritt innen genomsekvensering er vi på vei mot persontilpassede behandlinger basert på individuell genetikk.
- **Sammenkobling og elektroniske** pasientjournaler: Rask og sikker tilgang til pasientjournaler kan gjøre det enklere å koordinere behandlingen og unngå medisinske feil.

- **Sikkerhet og konfidensialitet**: I takt med den økende digitaliseringen av helsedata spiller teknologien også en avgjørende rolle når det gjelder å beskytte disse dataene mot sikkerhetsbrudd og cyberangrep.
- **Opplæring og bevisstgjøring**: Nettbaserte plattformer, applikasjoner og interaktive verktøy kan gjøre det lettere for helsepersonell å få kontinuerlig opplæring og for pasienter å lære mer om sin egen tilstand.

Teknologi kan gjøre helsevesenet mer effektivt, tilgjengelig og persontilpasset. Den må imidlertid tas i bruk med omhu, med tanke på etiske hensyn, datasikkerhet og likeverdig tilgang. Ved å sette pasientene i sentrum for disse innovasjonene kan vi se frem til en fremtid der teknologien beriker helseopplevelsen for alle.

Visjon om utviklingen av sykepleieyrket på Alzheimers avdelinger

Alzheimer-sykepleieryrket står overfor unike utfordringer på grunn av Alzheimers sykdoms komplekse og progressive natur. Denne tilstanden, kombinert med en aldrende befolkning i mange land, betyr at etterspørselen etter spesialistpleie sannsynligvis vil øke i årene som kommer. Her er en visjon for den potensielle utviklingen av sykepleie på dette feltet:

- **Økt spesialisering**: Sykepleiere som jobber på Alzheimerenheter kan ha behov for mer spesialisert opplæring for å kunne håndtere atferdsmessige og psykologiske symptomer på demens på en effektiv måte.

- **Økt bruk av teknologi**: Som tidligere nevnt vil det være viktig å integrere teknologi i pleien av Alzheimers-pasienter. Sykepleierne må være komfortable med disse verktøyene, enten det gjelder overvåking, engasjement eller opplæring.
- **Helhetlig tilnærming til omsorg**: I tillegg til medisinske behov vil det å forstå og respondere på pasientenes emosjonelle, sosiale og åndelige behov bli en integrert del av yrket.
- **Tverrfaglig samarbeid**: Omsorg for Alzheimers-pasienter krever ofte involvering av flere fagpersoner (ergoterapeuter, psykologer, fysioterapeuter osv.). Sykepleieren vil ofte spille rollen som koordinator og sørge for at kommunikasjonen mellom de ulike fagpersonene fungerer.
- **Opplysning og bevisstgjøring**: Med tanke på stigmatiseringen av demens, vil sykepleiere spille en viktig rolle i å opplyse allmennheten, pårørende og til og med annet helsepersonell.
- **Klinisk forskning**: Med en sykdom som er så utbredt og invalidiserende som Alzheimers, vil klinisk forskning være avgjørende. Sykepleiere kan spille en mer aktiv rolle i forskningen, enten det dreier seg om å gjennomføre kliniske studier eller å observere og dokumentere pasientenes symptomer og utvikling.
- **Å forsvare pasientenes rettigheter**: Å sikre Alzheimerpasienters verdighet, rettigheter og velvære vil alltid være en sentral del av yrket. Dette omfatter etiske spørsmål som informert samtykke, medisinsk beslutningstaking osv.
- **Støtte til pårørende**: Med tanke på det stresset og den følelsesmessige belastningen som er forbundet med å ta seg av Alzheimers-pasienter, er det viktig at de pårørende har det bra og får støtte. Dette kan skje i form av ekstra opplæring, støttegrupper eller ressurser for psykisk helse.

Yrket som Alzheimersykepleier er i stadig utvikling. I møte med sykdommens unike utfordringer vil sykepleierne fortsette å tilpasse og fornye sine tilnærminger for å kunne tilby best mulig pleie til pasientene.

Kapittel 34

UTSIKTER FOR FREMTIDEN FOR ALZHEIMER-OMSORG

Fremgang medisinsk og terapeutisk

Alzheimers sykdom, som er den vanligste formen for demens, har vært gjenstand for mye forskning i årenes løp. Medisinske og terapeutiske fremskritt er avgjørende for å forbedre pasientenes livskvalitet og på sikt finne en kur. Her er en oversikt over de siste fremskrittene på dette feltet:

- **Nye legemidler**: Selv om de medisinene som er tilgjengelige i dag, hovedsakelig er rettet mot å bremse utviklingen av symptomene, fortsetter forskningen på behandlinger som kan stanse eller til og med reversere sykdomsutviklingen.
- **Ikke-farmakologisk behandling**: Tiltak som musikkterapi, kunstterapi, aromaterapi og dyreterapi har vist lovende resultater når det gjelder å bedre humøret, redusere angst og forbedre kommunikasjonen hos Alzheimer-pasienter.
- **Tidlig påvisning**: Muligheten til å diagnostisere Alzheimers sykdom på et tidlig stadium, til og med før symptomene oppstår, kan gjøre det mulig å starte behandlingen tidligere. Fremskritt innen hjerneavbildning, biomarkører og genetiske tester peker i denne retningen.
- **Genterapi**: Forskningen på genmanipulering for å behandle eller forebygge Alzheimers sykdom er fortsatt på et tidlig stadium, men det er en lovende vei å gå.
- **Vaksiner**: Det pågår studier for å utvikle en vaksine mot Alzheimers sykdom som er spesielt rettet mot de amyloide plakk eller nevrofibrillære floker som er karakteristiske for sykdommen.
- **Teknologi**: Bruken av applikasjoner, terapeutiske videospill og virtual reality-utstyr gir nye muligheter til å stimulere hjernen, forbedre hukommelsen og bremse sykdomsutviklingen.

- **Støtte til pårørende**: I erkjennelsen av det enorme presset på pårørende til Alzheimers-pasienter er nye programmer og ressurser på plass for å tilby emosjonell, pedagogisk og praktisk støtte.
- **Livsstilsintervensjoner**: Studier har vist at intervensjoner med fokus på kosthold, mosjon og psykisk velvære kan ha en positiv innvirkning på den kognitive helsen.
- **Forskning på risikofaktorer**: Det er viktig å forstå hvorfor noen utvikler Alzheimers og andre ikke gjør det. Nyere forskning har utforsket faktorer som betennelser, infeksjoner og ubalanse i tarmmikrobiomet.
- **Persontilpasset behandling**: Som på andre medisinske områder går Alzheimerforskningen i retning av mer persontilpasset behandling basert på den enkelte pasients spesifikke behov.

Det er fortsatt håp om at medisinske og terapeutiske fremskritt vil føre til mer effektive behandlinger, eller til og med en kur mot Alzheimers sykdom. Nøkkelen ligger i fortsatte investeringer i forskning og innovasjon.

Utviklingen av opplæring geriatrisk sykepleier

Utviklingen av utdanningen i geriatrisk sykepleie gjenspeiler samfunnsendringer, medisinske fremskritt og den økende erkjennelsen av eldres spesifikke behov. Eldreomsorgen har blitt stadig mer kompleks og krever en helhetlig tilnærming som ikke bare tar hensyn til de medisinske aspektene, men også til de psykologiske, sosiale og kulturelle dimensjonene i den eldres liv.

- **Bakgrunn**: Opprinnelig var sykepleierutdanningen en generalistutdanning med lite spesialisering i

geriatri. Eldreomsorgen fokuserte ofte på komfortpleie, uten noen spesifikk tilnærming.
- **Anerkjennelse av geriatri som spesialitet**: Etter hvert som de vestlige samfunnene ble eldre og de eldres behov ble mer komplekse, ble behovet for spesialistutdanning i geriatri tydelig.
- **Integrering av tverrfaglighet**: I utdanningen av geriatriske sykepleiere har man gradvis tatt inn over seg viktigheten av å jobbe i team med andre faggrupper, for eksempel geriatriske leger, sosionomer, ergoterapeuter, fysioterapeuter og psykologer.
- **Personsentrert tilnærming**: Læreplanene har utviklet seg til å vektlegge en personsentrert tilnærming som verdsetter eldre pasienters autonomi, verdighet og individuelle preferanser.
- **Etter- og videreutdanning og spesialistutdanning**: I tillegg til grunnutdanningen er det etablert programmer for etter- og videreutdanning og spesialistutdanning i geriatri, slik at sykepleierne kan holde seg oppdatert på beste praksis og den nyeste forskningen på området.
- **Innlemme teknologi**: Teknologi har blitt et sentralt element i eldreomsorgen, med opplæring i bruk av teknologiske verktøy for å vurdere, overvåke og forbedre livskvaliteten til eldre.
- **Vekt på forebygging**: Opplæringen omfattet også forebygging av kroniske sykdommer, helsefremmende tiltak og betydningen av fysisk aktivitet og et balansert kosthold for eldres velvære.
- **Ikke-farmakologiske tilnærminger**: Som svar på bekymringen for overmedisinering av eldre har utdanningen i geriatrisk sykepleie tatt i bruk ikke-farmakologiske teknikker for å håndtere problemer som smerte, uro og søvnløshet.
- **Kulturelle ferdigheter**: Etter hvert som samfunnene har blitt mer mangfoldige, har opplæringen tatt høyde

for viktigheten av å forstå og respektere kulturelle, religiøse og etniske forskjeller i eldreomsorgen.
- **Forskning og deltakelse i sykepleievitenskapen**: Sykepleiere oppfordres til å delta i geriatrisk forskning og dermed bidra til utvikling av kunnskap og beste praksis på dette feltet.

Utviklingen av utdanningen i geriatrisk sykepleie gjenspeiler endringene i eldreomsorgen og erkjennelsen av hvor unik og kompleks denne gruppen er, og hvor viktig det er å gi respektfull, personsentrert omsorg av høy kvalitet.

Forhåpninger, utfordringer og muligheter i horisonten

Eldreomsorgen er i stadig endring, særlig når det gjelder personer med Alzheimers og andre former for demens. Når vi ser fremover, er det mange forhåpninger, utfordringer og muligheter i horisonten.

U23 :
- **Medisinske oppdagelser**: Håpet om å finne en kur eller mer effektive behandlinger for Alzheimers er stort, og den medisinske forskningen gjør stadig nye fremskritt.
- **Teknologi**: Den økende integrasjonen av teknologi gir håp om å forbedre livskvaliteten til pasientene, lette arbeidet til pleierne og optimalisere styringen og overvåkningen av pleien.
- **Helhetlige tilnærminger**: En økende bevissthet om viktigheten av en helhetlig tilnærming som integrerer fysisk, mental, emosjonell og åndelig velvære, gir håp om mer omfattende, personsentrert omsorg.
- **Tverrfaglig samarbeid**: Håpet er at økt samarbeid mellom ulike typer helsepersonell vil gjøre det mulig

for pasientene å få en mer helhetlig og effektiv behandling.

Utfordringer :
- **Demografi**: Økningen i den eldre befolkningen skaper utfordringer når det gjelder omsorgskapasitet, infrastruktur og ressurser.
- **Kompleks behandling**: Etter hvert som pasientene lever lenger, utvikler de ofte en rekke kroniske tilstander som krever kompleks behandling.
- **Kostnader**: De økende kostnadene for helsetjenester, kombinert med økende etterspørsel, skaper utfordringer når det gjelder finansiering og tilgjengelighet.
- **Mangel på utdannet** helsepersonell: Den økende etterspørselen etter helsepersonell som spesialiserer seg på eldreomsorg og Alzheimer, er ofte større enn tilbudet.

Muligheter :
- **Opplæring og utdanning**: Den økende bevisstheten om eldre pasienters spesifikke behov gjør det mulig å utvide og forbedre opplæringen av helsepersonell på dette området.
- **Teknologiske innovasjoner**: Ny teknologi, som kunstig intelligens, telemedisin og fjernovervåking, gir muligheter til å endre måten omsorgen leveres på.
- **Alternative behandlingsformer**: Det er i økende grad mulig å integrere utradisjonelle behandlingsmetoder, som aromaterapi, musikkterapi eller kunstterapi, i behandlingsplanen.
- **Samarbeid med pårørende og frivillige**: Å involvere pårørende og frivillige kan være en verdifull ressurs for å forbedre kvaliteten på pleien og pasientenes velvære.

Fremtidens omsorg for personer med Alzheimers sykdom og eldre generelt er både lovende og full av utfordringer. Men med fortsatt engasjement fra helsepersonell, forskere, familier og lokalsamfunn er det godt håp om å forbedre livskvaliteten til disse menneskene og overvinne de utfordringene som ligger foran oss.

www.ingramcontent.com/pod-product-compliance
Lightning Source LLC
Chambersburg PA
CBHW071205240526
45470CB00018B/1481